Seelennahrung

Die Ernährung für Körper und Seele

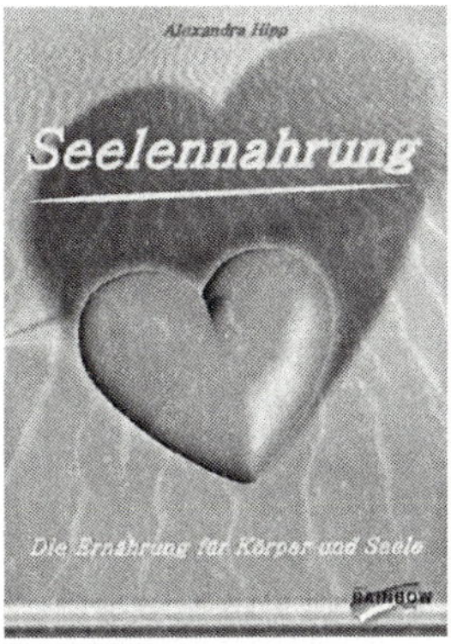

Alexandra Hipp

spirit Rainbow Verlag

ISBN 3-929046-96-2

Buchblocklayout: Andrea Vollath, Aachen
Lektorat: Conny Sander, Aachen
Coverdesign: Computer-Artwork, Hermann R. Lehner
http://www.drvolldaneben.de
Herstellung:
Books on Demand GmbH, Norderstedt
Erstausgabe: April 2004

spirit Rainbow Verlag
Inh. Gudrun Anders
Forsterstraße 75, 52080 Aachen
Telefon: 0241 / 70 14 721
Fax: 0241 / 446 566 8
E-Mail: rainbowverlag@aol.com
Homepage: www.spirit-rainbow-verlag.de

Danksagung

Um ein Buch zu schreiben, braucht es neben der kreativen Seite auch Zeit und eine finanzielle Basis, die mir meine Eltern zur Verfügung gestellt haben. Ich bin ihnen zu Dank verpflichtet. Daher möchte ich mich an dieser Stelle dafür ganz herzlich bedanken. Weiter danke ich meiner langjährigen Freundin Regina, die mich über ihr großes soziales Netzwerk mit Menschen in Kontakt brachte, die entscheidend zur Entstehung dieses Buches beigetragen haben. Zu guter Letzt einen Dank an meine Kollegin und Beraterin über all die Monate des Schreibens. Sie hat mich in dieser Zeit fachlich und persönlich begleitet, mich in meinem spirituellen Wachstum unterstützt und wesentlich dazu beigetragen, dass ich nun selbst meinen Weg in eine neue Selbstständigkeit beschreiten kann.

Inhaltsverzeichnis

Vorwort

Zur Idee dieses Buch zu schreiben, sowie der Entdeckung meiner schriftstellerischen Fähigkeiten, kam ich wie die Jungfrau zum Kind, wie ein Sprichwort so schön sagt.

Ja, es waren, wie schon so oft in meinem Leben, ungewöhnliche Zufälle, die mich zum Schreiben dieses Buches veranlassten.

Nach einer beruflichen Pechsträhne, die mich unter anderem körperlich und psychisch sehr mitgenommen hatte, bin ich, meiner inneren Stimme folgend, zu meinen Wurzeln des Elternhauses zurückgekehrt. Diese Entscheidung fiel mir nicht leicht, war es doch Jahre zuvor der Ort, wo ich mich so wenig geborgen, geliebt und in meinem Sein verstanden gefühlt hatte. Dennoch wies mir meine innere Stimme diesen Ort, wo ich Ruhe, Frieden und zu mir selbst zurückfinden sollte. Obwohl viele äußeren Stimmen mich von diesem Schritt abhalten wollten, vertraute ich mir selbst, gab Beruf, die eigene Wohnung und damit meine mir über Jahre erarbeitete Selbstständigkeit und finanzielle Unabhängigkeit auf, um nochmals ganz neu anzufangen.

Immer öfter holte ich mir innerlichen Rat und kam so über Bekannte und Freunde schließlich zu einer Astrologin, mit der ich mich über den Wunsch der beruflichen Neuorientierung unterhielt. In diesem Gespräch kam ich relativ schnell selbst auf das Thema Ernährung, wo ich sowohl persönliche Erfahrungen wie auch professionelle, fachliche Kenntnisse aufzuweisen hatte. Es war schließlich die Seelennahrung, die innere Kräfte und Energien in mir freisetzte. So verfasste ich in wenigen Tagen ein Konzept zu diesem Thema. Meine beruflichen und persönlichen Erfahrungen flossen ineinander und bildeten „ein Ganzes". Entsprechend fühlte ich mich selbst erstmals wieder richtig ganz, ganz bei mir, ganz glücklich und zufrieden.

Das Schreiben fiel mir unheimlich leicht, obwohl ich mich früher als Kind beim Aufsatzschreiben sehr schwer getan hatte. Die schlechten Noten waren für mich eine Bestätigung, dass ich nicht gut Schreiben konnte und ich diese Botschaft so internalisiert hatte. Erst vor einigen Jahren begann ich meine Erfahrungen und Selbsterkenntnisse nur für mich wieder aufzuschreiben und fand mehr und mehr Gefallen am Texten und dem Wort als Kommunikationsmittel.

Mein ganzes Wissen zum Thema Seelennahrung, Ernährung von Körper und Seele ergoss sich auf Papier und führte schließlich zu der Entscheidung, dieses Manuskript als Buch zu veröffentlichen. Es war wieder eine innere Eingebung, die innere Stimme, die mich bei der Suche nach einem Verlag zur Veröffentlichung dieses Buches führte und mich seither permanent begleitet.

Der Kontakt zu meiner Seele, meiner inneren Stimme, hat mich und mein ganzes Leben verändert. Über die Ernährung meiner Seele habe ich mich selbst neu erschaffen, habe ich mein Licht und meine Liebe wieder gefunden. Alles, was ich in diesem Buch schreibe, habe ich selbst bei mir ausprobiert und erfahren. Insbesondere, dass niemand, außer mir selbst, weiß, was mich ganzheitlich und wirklich nährt.

- Niemand außer mir selbst weiß, was mich wirklich gut nährt.
- Niemand hat Macht über mich.
- Niemand ist besser als ich.
- Niemand kennt meine Bedürfnisse und Wünsche so wie ich.
- Niemand weiß, was mein Körper braucht, um sich gesund und wohl zu fühlen.
- Niemand kann mir den Weg für Gesundheit und Heilung so gut weisen, wie meine innere Stimme.
- Niemand kennt meinen Weg, aber im Vertrauen zu meiner inneren Führung ist jede Angst unbegründet.
- Niemand kennt das Besondere in mir und meiner Seele.

Es bleibt verborgen, wenn ich es mir nicht zur Aufgabe mache, dieses

Wissen, diesen Schatz zu finden, in mir wachzurufen - und zu leben.

Es ist die innere Stimme, die mich führt, die Sie alle, jeden einzelnen, zu sich selbst führen kann und Sie ihrem wahren Sein der Liebe näher bringt.

Nur wer findet, was er von seinen Wurzeln her schon immer in sich hat, wird Liebe, Glück, Freude und Zufriedenheit innen und außen leben, erleben und mit anderen wahrhaft teilen und in seiner Fülle der Liebe erblühen können.

Ich selbst spreche aus Erfahrung und möchte sie in diesem Buch dazu anregen -und ihnen Mut machen - sich auf den Weg zu sich selbst, ihrer individuellen Ernährung, aufzumachen.

Mein Ziel ist es, die Menschen ihrer Liebe und Freude wieder näher zu bringen. Möge meine Liebe, mein Licht, viele Herzen erreichen und es öffnen für die Liebe, „die Nahrung" für uns Menschen, die uns wahrhaft nährt und heilt.

Einleitung

Zu aller erst ein paar Worte von Khalil Gibran über die Schönheit. Die Schönheit, die in der Seele eines jeden Menschen wohnt und zum Ausdruck gebracht werden möchte. Nähren sie ihre Seele, so nähren sie die Schönheit in sich und um sich herum.

Mit dem Buch „Seelennahrung" möchte ich Sie daran erinnern, das Sie eine Seele haben und mit der „richtigen Ernährung" Ihre eigene, individuelle Schönheit, die im reinen Geist begründet liegt, in sich und über ihre körperlichen Grenzen hinaus entfalten können.

Bitte beachten Sie, dass ich in dem Buch an manchen Stellen in die Du-Form wechsele - dies ist mit beim schreiben einfacher gefallen, da ich Sie persönlich ansprechen wollte. Ich hoffe, dass Sie dieses nicht davon abhalten wird, das Buch durchzulesen und wünsche Ihnen viel Freude dabei.

Über die Schönheit von Khalil Gibran

»Und ein Dichter sagte zum Propheten: „Sprich zu uns über die Schönheit." Und er antwortete: „Wo wollt ihr Schönheit suchen und wie wollt ihr sie finden, wenn sie nicht selbst euer Weg und euer Führer ist? Und wie wollt ihr von ihr sprechen, wenn sie nicht selbst eure Rede webt?"

Die Verletzten und Enttäuschten sagen: „Schönheit ist freundlich und sanft. Wie eine junge Mutter, noch ein wenig scheu wegen ihrer eigenen Herrlichkeit, wandelt sie unter uns".

Und die Leidenschaftlichen sagen: „Nein, Schönheit ist ein Wesen voll Macht und Schrecken. Wie der Sturm schüttelt sie die Erde unter uns und den Himmel darüber."

Die Müden und Erschöpften sagen: „Schönheit ist ein sanftes Flüstern. Sie äußert sich in unserem Geist. Ihre Stimme fügt sich in unsere Stille, gleich einem matten Licht, das ängstlich vor dem Schatten zittert."

Doch die Ruhelosen sagen: „Wir haben in den Bergen ihren Ruf gehört, und dabei war Hufeschlagen und das Gebrüll von Löwen zu vernehmen."

Nachts sagen die Wächter der Stadt: „Die Schönheit wird sich mit der Morgenröte von Osten erheben."

Und um die Mittagszeit sagen die Arbeiter und die Wandersleute: „Wir haben gesehen, wie sie sich aus den Fenstern der Abendröte über die Erde neigte."

Im Winter sagen die Eingeschneiten: „Sie wird mit dem Frühling kommen und über die Hügel springen."

Und in der Hitze des Sommers sagen die Schnitter: „Wir haben sie mit den Herbstblättern tanzen sehen, und Schnee wehte durch ihr Haar."

All dies habt ihr über die Schönheit gesagt. Aber in Wahrheit spracht ihr nicht von ihr, sondern von Bedürfnissen, die nicht erfüllt sind. Doch Schönheit ist kein Bedürfnis, sondern Ekstase.

Sie ist kein dürstender Mund und keine ausgestreckte leere Hand, sondern eher ein flammendes Herz und eine verzauberte Seele. Sie ist weder das Bild, das ihr zu sehen wünscht, noch das Lied, das ihr hören wollt. Sie ist vielmehr ein Bild, das ihr auch mit geschlossenen Augen seht, und ein Lied, das ihr mit verstopften Ohren hört. Sie ist weder der Saft in der rissigen Rinde, noch ein Flügel an einer Klaue, sondern vielmehr ein Garten in ständiger Blüte und eine Schar Engel in ständigem Flug.

Leute von Orphalese, Schönheit ist Leben, wenn es sein heiliges Antlitz enthüllt. Doch ihr seid das Leben, und ihr seid der Schleier. Schönheit ist Ewigkeit, die sich im Spiegel betrachtet. Doch ihr seid die Ewigkeit, und ihr seid der Spiegel.«

Ernährung im 20./21. Jahrhundert

Wissen, Überfluss und die Not

Die Ernährung im 20. Jahrhundert hat sich durch Wohlstand, Wissenschaft und Forschung im Gegensatz zu früher grundlegend verändert. Früher mussten die Menschen zum Teil wegen Nahrungsknappheit, Armut und Kriegen noch Hunger leiden. Es war daher viel schwieriger sich gesund und ausgewogen zu ernähren, um keine körperlichen Mangelerscheinungen zu erleiden. Heute, im 20. Jahrhundert, leben wir zumindest im Westen in Wohlstand und Überfluss was Nahrung und Lebensmittel anbelangt. Von Mangel und Nahrungsmittelknappheit kann nicht mehr die Rede sein. Eher haben wir heute das Problem mit dem Überfluss an Nahrungs- und Lebensmitteln umzugehen. Verlernt haben wir auch, Lebensmittel als wertvolles Gut zu schätzen und dankbar zu sein.

Obwohl die Palette an Lebensmitteln täglich zunimmt und wir immer mehr Angebote im Supermarkt vorfinden, vitamin- und mineralstoffangereichtere Produkte, fettarme und milchfettfreie Produkte usw., hat sich unsere Gesundheit, Vitalität und unser Wohlbefinden nicht wesentlich verändert. Selbst unser fortgeschrittenes Wissen über Ernährung, gesundes Essen und Essverhalten hat nicht den durchschlagenden Erfolg erzielt. Im Gegenteil: ernährungsbedingte Krankheiten wie z.B. Bluthochdruck, Herz-/ Kreislauferkrankungen, Gelenk- und Rheumaerkrankungen etc. sind nach wir vor sehr hoch, eher noch steigt die Krankheitsrate weiter. Dies zeigen auch die kontinuierlich steigenden Kosten unseres Gesundheitssystems.

Schon als Kind werden wir darauf konditioniert, welche Nahrung gut oder schlecht für uns ist, was wir Essen sollen, dürfen oder auch nicht dürfen. Wir müssen beispielsweise Spinat oder Gemüse essen, weil es ja so gesund ist. Viele haben sicherlich schon als Kind die eine oder andere negative Erfahrung mit dem Essen gemacht.

Aber selbst im Erwachsenenalter ist die Palette der Vorgaben und Ratschläge über Ernährung groß. In Zeitschriften, Fernsehen, Werbung oder den neuesten wissenschaftlichen Ernährungsempfehlungen wird uns suggeriert, wie wir uns zu ernähren haben, was gut und schlecht ist, was wir dürfen und nicht dürfen. Neue Nahrungsmittel kommen auf den Markt und werden uns als immer noch gesünder angepriesen. Mode und gesellschaftlich geprägte Körper-, Schlankheits- und Schönheitsideale beeinflussen zusätzlich unser Essverhalten, definieren, wie man in der Gesellschaft anerkannt, akzeptiert wird, als normal gilt und wann nicht. Wie muss ich sein um „Wert zu sein" lernen wir oft schon sehr früh. Weicht man von diesen Idealen ab, fühlen sich viele minderwertig und schlecht. Dies wirkt sich auf die Psyche aus und führt oft in einen Teufelskreis mit dem Essen, und in einigen Fällen zu Essstörungen und anderen Krankheiten. Viele versuchen sämtliche Probleme und Bedürfnisse am und über den Körper zu lösen und vergessen, dass sie eine Seele haben. Eine Seele, die auch genährt werde möchte.

Ein am Außen orientiertes Ess- und Ernährungsverhalten, das sich von gesellschaftlichen Idealen, Werten, gesundheitlichen Normen und Empfehlungen leiten lässt, führt uns immer mehr von uns und unseren eigenen Bedürfnissen weg, weg von einer Ernährung, die Seele und Körper nährt und uns wirklich befriedigt.

Was also läuft falsch?

Viel Wissen über gesunde Ernährung und immer mehr gesunde Lebensmittel sind auf dem Markt, aber die Krankheiten und die Behandlung dieser nehmen ständig zu.

Weshalb werden wir nicht gesund?

Woran kranken wir wirklich?

Was also läuft falsch?

Wir leben jetzt in einem Zeitalter, in dem grundlegende Veränderungen von uns gefordert werden, gerade auch, was unsere Gesundheit und Ernährung anbelangt.

Überfluss

Wir haben also, was unsere Ernährung anbelangt - bisher zumindest - keine Not mehr. Es ist alles in Hülle und Fülle vorhanden und die Auswahl an Essen ist immens. Es ist daher nicht übertrieben, wenn ich sage, wir leben im Überfluss. Denken wir beispielsweise nur an die professionell, künstlerisch hergerichteten Büfetts, wo es von verschiedenem Fleisch, Fisch, Gemüse, Salat, Süßem bis hin zu den ausgefallensten Köstlichkeiten alles gibt. Oder die riesigen Supermärkte, Bäcker- und Konditoreien, Getränke- und Weinhandlungen etc., die uns im Gegensatz zu früher jede Menge bieten. Da fällt manchmal die Auswahl sehr schwer. Schon allein der Gedanke an dieses vielfältige Angebot an Nahrungs- und Lebensmitteln lässt einem das Wasser im Munde zergehen, ganz zu schweigen davon, die vielen Köstlichkeiten zu sehen, zu riechen oder gar selbst zu kosten. Eigentlich unvorstellbar, denn es müsste uns wegen dieses Überflusses doch mehr als gut gehen. Wenn wir bedenken, was es früher gab und welchen Reichtum an Nahrung wir heute besitzen...

Doch, wie so vieles im Leben, hat alles zwei Seiten. Denn der Überfluss an Nahrung macht scheinbar viele Menschen nicht glücklich, sie können dies nicht wirklich genießen, noch schätzen. Es ist eher schwierig mit dem Überangebot umzugehen und wird für einige geradezu zum Problem. Schwierig ist z.B. die „richtige“ Auswahl zu treffen, zu entscheiden was sie wollen, was gut ist und was nicht. Sicherlich spielt die finanzielle Seite für einige eine Rolle bei der Entscheidung, was sie sich leisten können und was nicht, aber dieses Argument ist heute als relativ geringfügig zu betrachten.

Für viele ist es nicht nur ein Problem geworden das „Richtige“ zu wählen, sondern auch das „richtige" Maß zu finden. Wo einige permanent eher zuviel kaufen und essen, lösen andere das Problem durch ein mehr asketisches Essverhalten. Andere wiederum beginnen für sich Prioritäten zu setzen und Nahrungs- und Lebensmittel in gesund und ungesund einzuteilen und entsprechend auszuwählen.

Überfluss und dessen Folgen und Veränderungen

In der heutigen Zeit des Überflusses haben wir begonnen anders mit Ernährung und Essen umzugehen als früher, als das Nahrungsangebot relativ mager war und wenig Entscheidungsmöglichkeiten oder andere Überlegungen erforderte. Der Nahrungsüberfluss hat dazu geführt, dass wir heute Nahrungsmittel einerseits Selektieren und anderseits Reduzieren. Zum Beispiel teilen wir ein in gesund - ungesund, vitamin- und mineralstoffreich und -arm, ballaststoffreich oder -arm sowie in Nahrungs- und Lebensmittel usw. Wobei Lebensmittel als die gesünderen gelten, da sie frischer sind und daher noch mehr Nährstoffe enthalten. Wir beginnen unsere Nahrung wieder zu Reduzieren, indem wir etwas weg lassen oder den Energiegehalt des Nahrungsmittels mindern z.B. in fettarm, kalorienarm, salzarm, Milcheiweiß frei, vegetarisch usw.

Da ist zu Fragen: Können wir den Überfluss nicht wirklich annehmen und genießen, so dass wir plötzlich die „Vielfalt" wieder verringern, zerteilen und teilweise als schlecht und minderwertig beurteilen?

Neben der Selektierung und Reduzierung unseres großen Nahrungsangebotes haben Forschung, Wissenschaft und Medizin daran gearbeitet, unsere Ernährung zu studieren - unter anderem mit dem Hintergrund sie zu verbessern. Ernährung wird auch im Kontext bestimmter Krankheiten untersucht und gesundheitliche Verhaltensregeln und -maßnahmen davon abgeleitet. Beispielsweise wird bei Bluthochdruck weniger Salz und cholesterinarme Kost empfohlen. Insgesamt wurde in den letzten Jahren sehr viel geforscht und Wissen über Gesundheit und Krankheit errungen. Wohl auch deshalb, weil Gesundheit und Wohlbefinden nicht mehr und Krankheiten und körperliche Beeinträchtigungen nicht weniger geworden sind - trotz des Überflusses. Um mit dem Überfluss zu Recht zu kommen, haben wir u.a. den Umgang für jeden Einzelnen über das Gewicht normiert, haben wir eine Einteilung des Gewichtes in Unter-, Normal- und Idealgewicht vorgenommen. Beispielsweise die Einteilung nach dem Body-Maß-Index, kurz BDI genannt. Dieser soll jedem ein Anhaltspunkt sein, das „richtige" Maß beim Essen zu finden. Dennoch ist es für viele weiterhin schwierig geblieben bzw. noch schwieriger geworden. Neben der Auswahl bzw. der „richtigen" Menge von Nahrung kommt so der Faktor Gewicht hinzu, der für viele zum Leidensfaktor wird.

Denn möchte nicht jeder dem Ideal entsprechen schön, schlank, begehrt und geliebt werden? Und wie schön und verführerisch es klingt, all das durch einen „idealen" Körper zu erreichen. Diese Entwicklung hat die Pharmaindustrie und andere Unternehmen aufgegriffen, die mit Präparaten und anderen Produkten auf dem Markt werben und damit Unterstützung im Kampf um die Pfunde anbieten. Es wird Schönheit und Schlankheit versprochen und es soll aus ihnen ein ganz neuer Mensch werden. Aber wenn sie einmal ehrlich mit sich selbst ins Gericht gehen und sich fragen: Hat sich denn wirklich etwas verändert bei all den Maßnahmen, Präparaten und anderen Verhaltensregeln die sie vielleicht schon bei sich angewendet haben? Hat die Diät xy, die Einnahme von ‚Slim Fast' oder anderen Produkten sie in ihrem Sein verändert? Oder sind sie zwar ein paar Kilo leichter geworden und dennoch der oder die „Gleiche" geblieben? Fühlen sie sich glücklicher, geliebter, froher? Oder ist es nach wie vor schwer, das Ideal- bzw. Normalgewicht, das sie eventuell erreicht haben, zu halten. Oft ist es eher so, dass der Wunsch nach dem schlanken Körper weiteren Verzicht, Kontrolle und permanentes Maßhalten verlangt. Ist es das, was sie wollen und sie wirklich froh macht?

Wenn sie neugierig geworden sind, oder die eine oder andere Frage mit Ja beantworten können, sollten sie weiterlesen.

Ich will versuchen Ihnen nahe zu bringen, weshalb sie der Überfluss an all den leckeren, schmackhaften Nahrungsmitteln nicht wirklich glücklich macht bzw. wenn, dann nur kurzfristig. Ebenso ist es mit dem Bemühen um einen idealen schlanken Körper, denn das wahre Glück findet sich nicht ausschließlich im Körperlichen, in der Ernährung des Körpers. Die Ernährung der Seele, ihrem wahren Sein, sollte mit einbezogen werden.

Definition von Ernährung

Allgemeines heutiges Verständnis von Ernährung

Unter Ernährung verstehen wir heute im Wesentlichen dem Körper Nahrung zuzuführen, ihn sozusagen mit Nährstoffen zu versorgen. Mit Nahrung ist die Gesamtheit an flüssigen und festen Substanzen gemeint, bestehend aus Wasser, Kohlenhydraten, Fetten, Eiweiß, Vitamin- und Mineralstoffen, sowie Salzen und Spurenelementen.

Die Ernährung durch Zufuhr von Nahrungsmitteln dient der Energiegewinnung des Körpers – Energie, die für den Erhalt des Organismus, dessen körperliche und geistige Leistung benötigt wird.

Durch Forschungen zu diesem Thema wurde festgestellt, wie viel Körperenergie für welche körperliche oder geistige Leistung erforderlich ist. So braucht beispielsweise ein Hochleistungssportler oder körperlich schwer arbeitender Mensch wesentlich mehr Nahrung als jemand, der nur am Schreibtisch arbeitet. Die einzelnen Nährstoffe setzen unterschiedlich viel Energie frei, so ist reines Fett aufgrund seiner biochemischen Zusammensetzung energetisch hochwertiger als z.B. Gemüse, das zu einem hohen Prozentsatz aus Wasser und Vitaminen besteht und daher energieärmer ist. Energie wird durch die Umsetzung von energiereichen Substanzen in energiearme Substanzen gewonnen. Wie viel Energie das jeweilige Nahrungs- oder Lebensmittel jeweils erbringt, wird in Kalorien bzw. heute in Joule ausgedrückt. (Joule = Maßeinheit für Energie z.B. den Energieumsatz des Körpers.)

Um die optimale Ernährung in diesem Sinne zu fördern ist aus ernährungswissenschaftlichen Erkenntnissen eine bestimmte Zusammensetzung der einzelnen Nährstoffe ebenso wichtig, denn nur so wird uns eine optimale Leistungsfähigkeit garantiert.

Neben der adäquaten Kalorienmenge und Zusammensetzung der Nahrung ist uns im Laufe der letzten Jahre auch der gesundheitliche Aspekt der Ernährung immer wichtiger und zwingender geworden. Schon aus Gründen der stetig wachsenden ernährungsbedingten Krankheiten und Folgeschäden.

Gesundheit ist unser wichtigstes Gut - ein Schlagwort, das für immer mehr Menschen an Bedeutung gewinnt/gewonnen hat und im hohen Maße das Ernährungsverhalten und die Auswahl des eigenen Speiseplanes mitbestimmt.

Verständnis der Ernährung von Körper und Seele

Die gute Ernährung des Körpers kann mit dem, was die Seele nährt, identisch sein - ist aber nicht unbedingt. Die Seele kann über Nahrungsaufnahme im körperlichen Sinne miternährt werden, keine Frage. Beispielsweise dann, wenn sie die Speisen in ihrem Sinne gekauft, ausgewählt und zubereitet haben. Das heißt, sie selbst haben bestimmt, wie und was sie auf den Tisch bringen wollen. Sie selbst haben sich erlaubt genau das zu wählen, was für sie intuitiv zutiefst „das Richtige" ist. Sie haben also nicht gefragt: Was müsste ich jetzt essen? Was wäre für mich gesund? Oder: Was möchten andere (Mann, Kinder, Freunde) gerne essen? Sie sind einzig von sich ausgegangen, von dem, was Ihnen ihre innere Stimme zugeflüstert hat. Der eine oder andere hat bewusst oder unbewusst sicherlich schon beim Einkauf, Kochen und Zubereiten von Lebensmitteln so gehandelt. Sie können diesen Vorgang natürlich noch weiter praktizieren und sich fragen, welche Tassen, Gläser, Teller, in welchem Geschirr möchte ich die Speise servieren? Wie dekoriere ich den Tisch, welche Atmosphäre ist mir angenehm, Musik, welche Gäste möchte ich evtl. einladen, wo will ich essen usw. Die Frageliste könnte so unendlich fortgesetzt werden. Sie erkennen schon langsam, dass es bei Seelennahrung nicht ausschließlich um das Essen, die Nahrung selbst geht, sondern dass das Drumherum ebenfalls nahrhaftes für die Seele darstellt.

Arrangieren sie die kleinen Details, die mit dem Vorgang des Essens indirekt verbunden sind, ebenfalls in Harmonie mit ihrem Inneren, werden sie womöglich schon eine Veränderung spüren, z.B. schmeckt das Essen plötzlich besser, obwohl sie am Rezept oder den Zutaten selbst nichts verändert haben. Verändert hat sich, dass sie ihre Seele mit einbezogen und sie dadurch mit genährt haben.

Nun gibt es aber auch Zeiten oder Situationen, in denen sie vielleicht nach innen hören, sie aber auf die Frage des richtigen Essens, was ihnen schmecken könnte, keine direkte Antwort bekommen. Sie durchlaufen einen Suchprozess, denken an dieses oder jenes Nahrungsmittel. Doch weder süßes, saures, noch salziges Essen ist ihnen in dem Moment so richtig willkommen. Was nun? Des Rätsels Lösung ist ganz einfach: Die Seele verlangt in diesem Falle wohl nichts Essbares im herkömmlichen Sinne, sondern eine andere Art der Nahrung. Es bleibt ihnen daher nur die eine Wahl: Sie müssen ihre Fragen nach innen verändern bzw. erweitern, z.B.: Was würde mich jetzt gerade erfreuen, was würde mir richtig gut tun? Manchmal dauert der Suchprozess einige Zeit, bis sie wieder einen guten Kontakt zu ihrer Seele haben und verstehen, was „es" in ihnen wirklich will. Unter Umständen kann es etwas ganz banales sein wie z.B. dass sie einfach nur ihre Ruhe haben wollen oder das Bedürfnis zu schlafen haben.

Seelenahrung ist, wie sie sehen, viel umfangreicher, vielschichtiger und beinhaltet neben der reinen Nahrungsaufnahme für das körperliche Wohl wesentlich mehr. Seelennahrung ist nicht ausschließlich für den Erhalt des Lebens und der körperlichen Leistungskraft erforderlich, nein, sie dient viel mehr dazu ihr wahres Sein zu entfalten. In dem sie durch, ihre innere Stimme mehr und mehr ihr wahres, göttliches Sein wieder erkennen, wird Freude, Liebe und

Zufriedenheit sie überfluten. Seelennahrung ist nicht Lebenserhalt, sie ist vielmehr der Weg zur Entdeckung ihres wahren Seins, ihrer reinen, ursprünglichen Liebe, ihrer Lebensfreude und Glückseligkeit im Einssein mit dem Ganzen. Seine Seele wieder zu finden, zu erkennen und plötzlich zu wissen, wer und was man wirklich ist.

Seelennahrung

Die Seele ist einzigartig, außergewöhnlich, ist etwas, dass jeden Menschen zu etwas Besonderem macht. In der Verbindung von Körper, Geist und Seele haben wir Kontakt zum Universum, zum „Göttlichen". Die Seele zu nähren bedeutet, das Wahrnehmen und Bewusstwerden dessen, was jeden Einzelnen zum Individuum, zu etwas Besonderem macht. Dieses „Besondere" will gesehen, gehört, gefühlt, geliebt und gelebt werden, denn es bringt Sie zu ihrer Liebe und Freude zurück.

Will ich meine Seele nähren, ist es unvermeidlich sich nach innen zu richten und der inneren Stimme zu folgen. Die Seele zu nähren heißt also sich selbst als besonderen Wert, als etwas Einzigartiges zu erkennen, sie zu sehen, zu hören, zu spüren, zu lieben und ihr das zu geben was fehlt. Ihr die Möglichkeit zu geben sich im irdischen Dasein zu entfalten. Ist die Seele gut genährt, ist auch der Körper gut genährt, denn Körper und Seele gehören untrennbar zusammen.

Eine ganzheitliche Ernährung, die Körper und Seele nährt, erfordert also wesentlich mehr als die Ernährung mit Lebens- und Nahrungsmitteln, die das körperliche Wohl befriedigen.

Erst wenn es uns gelingt unsere Seele sukzessive gut zu ernähren, sind wir letztlich in der Lage über uns und das irdische Leben hinauszuwachsen und uns gleichzeitig von psychischen und körperlichen Leiden, Schmerz und Krankheit zu befreien.

Veränderungen durch Seelennahrung

Je mehr es ihnen gelingt ihre Sinne und Wahrnehmung nach innen zu richten, desto mehr werden sie erkennen, was sie wirklich brauchen. Was sie in Wahrheit glücklich, zufrieden und froh macht und infolge dessen ihre Seele nährt.

Unsere Aufgabe ist es nicht nur auf der körperlichen - materiellen Ebene für unser Wohl zu sorgen, sondern es sollte uns auch wichtig sein unsere Seele zu nähren. Die Seele zu nähren meint, sich auf sich selbst zu besinnen und seine Fühler nach innen zu richten. Nicht ausschließlich im Außen unsere Sinne einzusetzen, sondern uns ebenso innerlich zu begreifen. Begreifen meint, sich wieder seiner selbst zu erinnern. Das sich langsame nähern seiner selbst, dem Licht funktioniert nur, wenn wir unsere innere Sprache verstehen und hören, die Sprache, die uns mehr und mehr zu unserer Seele, dem Licht führt.

Licht meint alles, was mich wirklich nährt und nicht das Ego. Es ist nicht einfach sich vom Ego zu distanzieren und zu befreien, weil wir uns mit dem Ego selbst identifiziert haben, d.h. wir sind das Ego. Und doch gibt es in uns die Seele, die in Vergessenheit geriet durch die Reinkarnation im Körper.

„Die Seele nähren" heißt also:

- Zu differenzieren, Wesentliches von Unwesentlichem zu trennen.
- Erkennen, was wirklich ist und mehr und mehr ihre einzige Wahrheit zu leben.
- Sich seiner selbst erinnern durch Fragen nach innen.
- Sich seines Egos bewusst werden und erkennen, wie es uns tagtäglich verführt, in die Dunkelheit führt, weg von uns selbst.

- Die dunklen Gedanken, die dem Ego entspringen, zu erkennen und die Macht des Geistes so einzusetzen, dass die Gedanken das Licht, das Seelische in uns nähren.
- Sich ihrer Freude und Liebe zu öffnen, die ihrem wahren Sein, der Seele, entspringt.

Körper und Seele zu nähren, heißt eine Ernährung, die:

- Lust und Spaß macht
- den Genuss anregt
- das Wohlbefinden steigert
- die dich selbst anspricht
- dich in eine gute Schwingung versetzt
- dein Leben bunter, vielseitiger, freier, spontaner macht
- deine Phantasie anregt
- deine Sinne anspricht
- deinen Bedürfnissen entspricht
- deine Energie und Lebensfreude fördert
- deine Individualität zulässt und dir eigen ist
- deine Seele zum Lachen bringt
- die Sonne in dir aufgehen lässt und dieses Strahlen sich über den Körper, über deine körperliche Ausstrahlung nach außen zeigt, d.h.: Seelennahrung ist eine Ernährung, die deine ganze Persönlichkeit zur Entfaltung bringt. Seelennahrung lässt dein wahres Ich nach außen erblühen und erstrahlen.

Vertrauen in sich, ihren Körper, ihre Sinne, ihre Gefühle, ihre Kraft zu ihrer eigenen Bestimmung finden, d.h. sich im Vertrauen in sich selbst lenken zu lassen und nicht mehr in Angst, sich vom Ego bestimmen, beengen und verunsichern lassen.

Ja, Du solltest Dir selber trauen.
Spring die steile Klippe
hinunter ins Leben,
und spüre unterwegs,
wie Dir Flügel wachsen werden.

So haben wir's als Kinder getan.

Wie wenig wir die seelische Ernährung in unserem irdischen Sein bewusst einbeziehen und nähren, möchte ich im Folgenden aufzeigen – von der Ernährung des Säuglings bis ins Erwachsenenalter. Ebenso soll in nachfolgender Schilderung deutlich werden, wie sehr wir uns dabei immer mehr verlieren und von materiellen, äußeren Eindrücken und Empfindungen in die Irre führen lassen.

Ernährung vom Säugling bis ins Erwachsenenalter

Säuglingsalter

Wann beginnt Ernährung?

Ernährung beginnt nicht erst zum Zeitpunkt der Geburt, sondern schon viel früher. Kurz nach der Befruchtung einer Eizelle beginnt die Ernährung der befruchteten Eizelle über die Nabelschnur bzw. der **venae umbilicalis**[1], die das nährstoffreiche Blut von der Plazenta zum Kind führt. So werden wir bereits als Embryo (die ersten drei Schwangerschaftsmonate, Zeitpunkt der Organentwicklung) und später als Fötus ernährt. Ernährung spielt also eine wesentliche Rolle ab dem Zeitpunkt, wo neues Leben entsteht. Die Ernährung ist lebenswichtig, lebenserhaltend. Dies mag vielleicht mit ein Grund sein, dass uns dieses Thema so sehr beschäftigt und sich viele Wissenschaften mit Gesundheit und der Frage nach gesunder Ernährung befassen.

Gesundheit wird uns nach unserem heutigen Kenntnisstand bereits schon in die Wiege gelegt. So sind es beispielsweise die werdenden Mütter, die sich schon vor der Geburt ihres Kindes mit diesem Thema intensiver beschäftigen, auch wenn es vielleicht in ihrem bisherigen Leben eher eine untergeordnete Rolle gespielt hat. Sie werden konfrontiert mit Fragen zu ihrer eigenen Ernährung im Zusammenhang mit der Schwangerschaft und dem Stillen. Wie muss ich mich jetzt ernähren, dass mein Baby gesund und ausreichend mit

[1] Nabelvene

Nährstoffen versorgt wird? Möchte ich stillen oder nicht? Was tue ich dem Baby an, wenn ich nicht stille und wie rege ich die Milchproduktion an? Was kann und darf ich während der Stillphase essen und was nicht um Blähungen bei meinem Baby zu vermeiden? Und so weiter und so fort.

Die Anzahl an Literatur, Empfehlungen und Ratschlägen von anderen, angefangen bei der eigenen Mutter, Freundinnen, Ärzte und Hebammen, ist groß. Konfrontiert mit den vielen Entscheidungen was und welche Ernährung richtig, falsch und gesund für das Baby und die Frau ist, fühlen sich werdende Mütter schon zu diesem Zeitpunkt oft völlig überfordert und hilflos.

Aber damit nicht genug. Werdende Mütter sind potentielle Kunden für Herstellerfirmen von Babynahrung, Flaschen, Saugern, Stillzubehör etc. Die Vielfalt der Angebote ist immens und erschwert die Entscheidung für „das Richtige" noch zusätzlich.

Zu guter Letzt sind es die medizinischen Erforschungen über Allergien, die ergeben haben, dass sich in manchen Fällen die „normale" Babynahrung aus allergischen Gründen negativ auswirken kann, beispielsweise dann, wenn in der Familie oder bei den Eltern bereits Allergien bekannt sind.

Das Risiko, dass das Kind bei der Fütterung der normalen Milchnahrung an einer Allergie erkrankt, soll dann wesentlich höher sein. Daher wird eine spezielle, hyperallergene Nahrung empfohlen.

Häufig habe ich damals als Kinderkrankenschwester die Überforderung der Mütter mitbekommen und erlebt, wie sehr sie versucht haben, mit dem „Wust" an Informationen, Empfehlungen und dem neuesten Wissensstand zurechtzukommen und alles „richtig" zu machen. Oft spürten sie nicht mehr, was sie selbst wollten und sahen ihre eigene Kompetenz in Sachen Ernährung überhaupt nicht mehr. Sie haben sich selbst so sehr vom Außen leiten lassen, aus lauter Angst, ihr Baby nicht gut und „richtig" ernähren zu können. Eine Angst, die immer mehr ihr Leben bestimmte und mehr und mehr von ihnen selbst wegführte. Angst breitete sich wie ein Deckmantel über ihnen aus.

Angst aber hemmt, beengt, nimmt einem die Luft und ist alles andere als gesund. Das heißt, wenn eine Mutter oder werdende Mutter, von Angst geleitet und dominiert wird, wird sich diese Angst auch auf psychosozialer und körperlicher Ebene zeigen. Im Kontext einer stillenden Mutter bedeutet dies z.B., dass die Angst die milchbildenden Drüsen verengt und die Milchproduktion und den Milchfluss hemmt.

Angst wirkt sich letztlich auf den gesamten Organismus aus. Die Folge kann sein, dass die Mutter keine oder nur wenig Muttermilch produziert oder aber auch, dass sie über das Stillen des Säuglings gleichzeitig ihre Angst in Form von Energie mittransportiert. Der Säugling fühlt die Angst im körperlichen Kontakt mit der Mutter und nimmt diese beim Stillen oder beim Füttern mit der Milchflasche mit auf. Somit ist die Nahrung für den Säugling oft nicht wirklich bekömmlich und nahrhaft bzw.: nicht nahrhaft für die Seele.

Denn die Angst nährt das Dunkle und nicht unsere Seele, das Licht in uns und trägt damit nicht zu Wachstum, Gesundheit und Zufriedenheit eines Säuglings ganzheitlich bei - im Sinne einer Ernährung von Körper und Seele.

Je mehr sich eine Mutter bzw. die Eltern von außen verunsichern lassen, desto mehr fördert und wächst damit die Angst und macht das, was im Grunde so einfach wäre zu leben, so schwer.

Die Angst hält uns vom Leben ab. Es gilt daher, sich von der Angst frei zu machen und nach innen zu lauschen, zu hören, was „es" in uns will und sagt. Wir sollten uns nicht weiter ausschließlich daran orientieren, wie wir gute Mütter, Ernährer nach äußeren Erkenntnissen, Normen und Richtlinien sind und wie wir es diesen äußeren Grundsätzen entsprechend richtig machen.

Ernährung im Kindes- und Schulalter

Im Kindergarten und Schulalter ist neben den Eltern auch pädagogisch geschultes Personal an der Erziehung beteiligt. Dieses versucht, den Kindern ein gesundes und ausgewogenes Ernährungsverhalten nahe zu bringen. Mit Hilfe kindgerechter, ausgearbeiteter Konzepte wird den Kindern spielerisch beigebracht, wie „man" sich gesund ernährt. Sie lernen die einzelnen Grundnahrungsstoffe, wie Kohlenhydrate, Fett und Eiweiß kennen und was sie im Körper bewirken. Sie lernen beispielsweise, dass der, in diesem Alter oft schon allzu geliebte, Zucker, der in Schokolade, Cola und Keksen enthalten ist, in größeren Mengen ungesund ist. Stattdessen lernen sie, dass Fruchtzucker, der in frischem Obst enthalten ist, viel gesünder wäre. Sie lernen auch, dass es versteckte Fette in Nahrungsmitteln gibt und daher Pommes, Chips und Hamburger ungesund sind. Ebenso lernen sie, dass Vollkornprodukte durch ihren wesentlich höheren Vitamin- und Mineralstoffgehalt wesentlich gesünder sind als Brot und Produkte mit so genanntem Auszugsmehl. Kinder werden also schon mit sehr vielen Informationen in Sachen gesunde Ernährung und gesundes Ernährungsverhalten gefüttert.

Doch sind unsere Kinder heute deshalb wirklich gesünder? Die Medien berichten über immer mehr Kinder und Jugendliche mit Übergewicht. Essstörungen wie Bulimie, Anorexie, sowie allergiebedingte Nahrungsmittel-Unverträglichkeiten nehmen weiter zu. Weshalb? Was ist die Ursache? Wo doch heute schon präventiv im Kindes- und Schulalter versucht wird über Theorie und Praxis gesundes Ernährungsverhalten zu vermitteln? Und weshalb neigen Kinder trotzdem oft dazu ihre Vorlieben für zuckerhaltige und fettreiche Nahrungsmittel beizubehalten?

Wir haben auch zu diesen Fragen Antworten gesucht z.B. sind es oft die elterlichen Vorbilder, die das Ernährungsverhalten der Kinder beeinflussen, so lautet eine Erklärung dafür.

Viele Fragen, die Antworten verlangen. Was den Kindern fehlt, ist Seelennahrung. Im Bemühen, den Kindern ein gesundes Ernährungsverhalten beizubringen, vernachlässigen wir es allzu oft, die Kinder und Jugendlichen selbst nach ihren eigenen Vorstellungen und Bedürfnissen bezüglich Ernährung und Gesundheit zu fragen oder wenigstens mit einzubeziehen.

Wie sollten sie lernen, ihre Ernährung für Körper und Seele zu finden, wenn wir ihnen permanent unsere eigenen Theorien, Vorstellungen und Wünsche überstülpen. Wir führen sie damit erfolgreich immer mehr von sich selbst weg, von ihrem eigenen ihnen innewohnenden Wissen, ihrer inneren Stimme, die ihnen den Weg weist.

Natürlich brauchen Kinder noch Lehrer, Eltern, Vorgesetzte, aber Lehren ist nicht gleich Lehren. Ratschläge sind oft auch Schläge und unterstützen den Lernenden nicht wirklich. Beim wirklichen Lehren und Lernen gibt es kein oben und unten, kein besser und schlechter, sondern Lehrender und Lernender befinden sich auf der gleichen Ebene.

Wirklich lernen kann ein Kind oder Jugendlicher nur, wenn es dem Lehrer gelingt, den Schüler mit seiner inneren Stimme vertraut zu machen und er damit mehr und mehr Bewusstsein für sich selbst, seine seelischen und körperlichen Bedürfnisse bekommt. Damit er lernt, sich selbst zu vertrauen und nicht nur seine äußeren, sondern auch seine inneren Sinne zu gebrauchen um zu reifen, zu wachsen und sich körperlich und seelisch gesund zu ernähren.

Aber nicht nur pädagogische Fachkräfte, sondern auch die Eltern selbst sind aufgefordert, ihre Kinder darin zu unterstützen und selbst in diesem Sinne Vorbild zu sein. Vorbild sein heißt, selbst auf seine innere Stimme zu hören, zu vertrauen und sich nicht zu sehr von „Äußerem" ablenken oder verunsichern zu lassen. Sich beispielsweise mit seinem Kind über eigene Erfahrungen im Umgang mit Essen zu unterhalten und sein Kind schließlich so zu begreifen und behandeln wie die eigene Seele. Das bedeutet, in liebevoller Hinwendung, im wirklichen Hinhören, Hinspüren, Hinsehen und Erkennen, was es wahrhaft braucht und was nicht.

Wenn sie selbst im Einklang mit ihrer Seele sind, werden sie außerdem erkennen, dass ihr Kind nicht ihre Sorgen, Ängste, ihr Urteilen, Bewerten von Nahrung, Menschen und Situationen benötigt, sondern einzig ihre aus dem seelischen entspringende Zuwendung und Liebe. Damit haben sie ihr Kind in einem weit größeren Umfang genährt, als sie es mit einer „gesunden" Ernährung im rein körperlichen Sinne je hätten tun können.

Sie haben ihr Kind dann im Sinne von Körper und Seele genährt, und nicht nur ihr Kind, sondern letztlich auch sich selbst mit. Denn die Liebe, die sie geben, fließt gleichzeitig im Lachen, der Freude und in Gesundheit ihres gedeihenden, glücklichen Kindes zu ihnen zurück.

Ernährung als Erwachsener

Geprägt von unseren früheren Leben und den Erfahrungen im Kindesalter entwickelt jeder sein eigenes Essverhalten. Hat Vorlieben und Abneigungen gegen bestimmte Nahrungsmittel und hat sich mehr oder weniger an einen bestimmten Rhythmus oder Essenszeiten gewöhnt. Einige bevorzugen geregelte Essenszeiten drei- bis viermal täglich, andere Essen nur ein- bis zweimal am Tag, was u.a. auch oft mit dem Beruf, den Lebensumständen im Zusammenhang steht.

Gewohnheiten bilden sich nicht nur in den Zeiten, sondern auch in dem, was, wie und wo man im Erwachsenenalter isst, mehr heraus. Während sich die einen kaum Gedanken über das, was sie gerne Essen würden, machen und was gesund wäre und ihnen nur wichtig ist, ihren Magen zu befriedigen, sind andere sehr bewusste Esser, essen z.B. nur möglichst gesunde, frische Nahrung. Es gibt chaotische Esstypen, die zu jeder Tages- und Nachtzeit essen können und solche, die strenge, fast pedantische Essenszeiten eingeführt haben. Es unterscheiden sich die langsamen, gemütlichen Esser von den schnellen, hastigen Essern bis hin zu denjenigen, die ihr Essen geradezu in sich hineinschlingen. Und es gibt die Viel- und Wenigesser, die Fleischesser und Vegetarier usw., man würde sicherlich noch weitere Differenzierungen finden.

So individuell der Mensch, der Körper und die Seele sind, so individuell ist auch seine Ernährung oder zumindest klingt das sehr plausibel, oder?

Dennoch gehen wir meist nicht von einer individuellen Ernährung aus, sondern halten uns oft viel zu sehr an allgemeine Regeln, Empfehlungen und Erkenntnisse über Ernährung und Ernährungsverhalten.

Gesundheit wird uns umso wichtiger, je älter wir werden. Oft schon dadurch, dass bereits Krankheiten oder Beschwerden eingetreten sind. Wir versuchen dann durch eine „gesündere" Ernährung oder gar eine Diät Abhilfe zu schaffen. Wir lassen Nahrungsmittel weg oder geben etwas hinzu oder versuchen durch die Einnahme von Mineralstoffen, Vitaminen und anderen Präparaten uns etwas Gutes zu tun oder präventiv schlimmeres zu verhindern.

Das heißt, wir verändern teilweise unsere Gewohnheiten im Umgang mit Essen aus gesundheitlichen Gründen. Manche wenden sich an eine/n Ernährungsberater/in, Arzt/Ärztin oder anderen Fachmann/-frau, geben damit aber gleichzeitig meist unbewusst die Verantwortung für ihre Ernährung ab. Weil viele selbst nicht mehr weiter kommen, sei es aus Angst, Unsicherheit, Krankheit, mangelndes Wissen über Ernährung oder sonstigem, suchen viele im Außen nach Rat und Hilfe.

Das ist alles verständlich, doch wir können unsere Verantwortung für uns und dem, was uns wirklich nährt, nicht ganz abgeben. Wir können uns zwar beraten lassen, dennoch ist es wichtig, seinen eigenen inneren Berater mit hinzuzuziehen. Denn wenn sie auch allgemeingültige Erkenntnisse über Gesundheit und Ernährung in ihre Entscheidung für das „Richtige" für sich mit einbeziehen, sollten sie nicht ihre Individualität, die im seelischen - geistigen begründet liegt, vergessen. Sie sollten nicht vergessen, das sie ein „Selbst" haben, für das es nur ein Rezept, eine Gültigkeit gibt und die heißt, sich seiner Seele und über die Seele der göttlichen Führung zuzuwenden und anzuvertrauen. Das heißt, über die materielle - körperliche Ebene hinauszuwachsen und sich vom Geist, der inneren Stimme, inspirieren und leiten zu lassen.

Faszination Körper

Was fasziniert uns so am Körper und an der rein körperlichen Ernährung? Unser Körper ist etwas, dass uns eigen ist, von dem wir glauben, ihn über Essen, Ernährung und gesundes Verhalten formen, verändern, ja geradezu idealisieren zu können. Ein schlanker, durchtrainierter Körper ist ein idealer oder schöner Körper, so wird es uns von Geburt an eingeprägt und dieses Programm ist fest in uns verankert.

Er muss schön sein, dieser Körper, muss unseren Wert als Mensch steigern. Konditionierungen in diese Richtung beginnen, wie schon gesagt, sehr früh. Eltern haben beispielsweise Angst, dass ihr Kind zu wenig oder zu viel Nahrung bekommt. Angst, nicht mit allen Nährstoffen und Vitaminen versorgt zu werden, die es braucht, um gesund und kräftig zu gedeihen. Sie wollen ein gut genährtes, gesundes Kind aber kein dickes, kein unterernährtes und schon gar kein hässliches Kind. Meist schnappt die Falle in der Pubertät dann zu, Konditionierungen dieser Art greifen mehr und mehr und beginnen, sich bei den Jugendlichen äußerlich zu manifestieren. Weshalb gerade in der Pubertät? Es ist die Phase, in der die Jugendlichen versuchen, ihre eigene Identität zu entwickeln. Identität bedeutet die selbst erlebte innere Einheit einer Person.

Es ist die Zeitspanne, in der das individuelle, besondere, einzigartige Sein zum Ausdruck kommen möchte. Körperlich: In der beginnenden Geschlechtsreife, die sich äußerlich zu zeigen beginnt; seelisch: Im Bedürfnis seine Liebe im Außen zu leben und zu entfalten. Die Liebe versuchen sie im Außen, durch einen Partner, zu suchen und verkennen, dass sie selbst die Liebe sind. Da die Jungendlichen, wie viele Menschen, sich getrennt von anderen wahrnehmen, streben sie nach Autonomie im Anderssein -insbesondere im körperlichen Sinne. Gleichzeitig versuchen sie sich in der Liebe - über den Körper

- wiederzuvereinen und Trennung aufzuheben.

Dies zeigt, wie sehr wir das seelische Bedürfnis bzw. den Mangel äußerlich zu befriedigen suchen. Gerade Jugendliche setzen daher viel daran, ihren Körper für das andere Geschlecht auffallend schön erscheinen zu lassen. Faszinieren soll der Körper, anziehend sein, entsprechend formt sich ihr Bild von sich selbst.

Die Jugendlichen setzen Identität in ihrem gelernten, konditionierten Muster mit Körper gleich und beginnen ihren Körper entsprechend als Ort der Veränderung zu sehen. Über den Körper versuchen sie ihre Autonomie und Individualität zu verwirklichen. Das Selbstbild ist ein körperliches, kein seelisches. Sie identifizieren sich völlig mit ihrem Körper, so wie es ihnen ihr Umfeld, Eltern, Erwachsene, Fernsehen, Werbung etc. vorleben und propagieren.

Doch letztlich hat die Identifikation mit dem Körper schon mit der Geburt begonnen, der Identifikation mit dem Ego.

Wir beginnen in den Körper all unsere Wünsche, Werte, Schönheit, all unser Sein hinein zu interpretieren. Entspricht unser Körper unseren Vorstellungen und in Analogie dazu dem gesellschaftlichen Körperideal, fühlen wir uns gut. In den wenigsten Fällen erreicht jemand dieses Ziel, denn unser Körper ist nicht der Ort, der die Zufriedenheit herstellen kann. Daher kann uns unser Körper nie ganz zufrieden stellen, nie ganz glücklich machen. Und trotzdem halten so viele auf der Suche nach Glück und Liebe am körperlich - materiellen fest.

Gerade die Pubertätsphase zeigt deutlich, wie Jugendliche versuchen, insbesondere Frauen, aber zunehmend auch Männer, über körperliche Attraktivität eine anziehende Wirkung auf das andere Geschlecht auszuüben. Sie lassen nichts unversucht, um ihren Körper - und damit sich selbst - äußerlich interessanter erscheinen zu lassen. Nach dem Motto „Kleider machen Leute" wird der Körper in modische Stoffe, Schmuck und Tücher gehüllt und mit einer popigen Frisur wird versucht, die eigene Individualität zu unterstreichen. Um schöner, besser, wertvoller, attraktiver zu erscheinen, beginnen Jugendliche auch damit ihren Körper zu kasteien, ihre Ernährung zu kontrollieren, zu reduzieren oder auf besonders „gesunde" Ernährung zu achten.

Andere geben ihr ganzes Erspartes dafür aus, um die tollsten Klamotten kaufen zu können, die ihre körperlichen Mängel und Unzufriedenheiten kaschieren, verdecken oder diese äußerlich schöner erscheinen lassen. Leid und Schmerz wird in Kauf genommen, z.B. beim Hungern oder mit Piercings, Tattoos etc., um dem Körper eine eigene individuelle Note zu verleihen, ein eigenes Sein.

Eines von vielen Beispielen, dass verdeutlicht, wie sehr körperliche Identifikation gleichzeitig mit Leiden, Schmerz und oft auch Krankheit verwoben ist und häufig mit der Zeit weiteres Leid hervorbringt. Daraus ergibt sich die Frage: Wird unser Körper gut genährt, wenn er Leiden und Schmerzen ertragen muss oder über extreme körperliche Leistung geschunden wird? Ist es das, was uns glücklich macht? Unbewusst gibt es in jedem etwas, dass nicht daran glaubt und es besser weiß. Viele wollen sich nur ungern damit befassen, diese innere Stimme zu hören und verdrängen sie lieber. Sie verdrängen sie und kämpfen weiterhin mit dem Körper, körperlicher Schönheit, ihrer Figur, dem Essen, und dem Gewicht, um die ersehnte Anerkennung und Liebe vielleicht doch noch irgendwann von außen zu bekommen.

Je härter der Kampf wird, desto öfter suchen sie Frustration, Depression oder eine andere Art von psychischen - körperlichen Schmerzen heim. Anstatt endlich den gewünschten Erfolg zu bekommen, werden diese Niederlagen immer häufiger und machen das Leben mehr und mehr zur Qual. Manch einer gibt den Kampf auf und umgibt sich mit einem Schleier der Resignation, was letztlich zum selben Ergebnis führt - nur mit anderen Vorzeichen.

Unser Körper (die Heimat des Egos) lässt uns also immer wieder im Stich, lässt sich nicht nach unseren Wünschen und Vorstellungen formen und verändern, obwohl wir so viel Zeit in ihn investieren. Ob seine Schönheit, seine Ernährung mit dem gesündesten Essen, oder eine andere Form seiner Gesundheit: Immer wird die Freude, das Glück, der Erfolg nur ein kurzfristiges Gastspiel sein.

Die permanente Angst um seine Gesundheit und Schönheit fordert seinen Tribut. Unser Körper wird so zum maßlosen Forderer, der

Forderer ist unser Ego. Es fordert Aufmerksamkeit, fordert Zeit, Anstrengung und Kraft. Es wird mitunter grenzenlos in seinen Wünschen: noch besser, mehr, gesünder, schöner usw. und steckt sein Ziel immer weiter ins Unendliche hinaus. Im Unendlichen liegt das Nichts, die Täuschung, der wir unterliegen, seit wir uns mit dem Ego identifiziert haben. Wer meint im Egobewusstsein, d.h. über den Körper, sein Glück, Zufriedenheit und Liebe zu erlangen, irrt. Wahre Liebe, wahres Glück, sowie körperliche - psychische Zufriedenheit erfahren sie nur auf dem Weg nach innen. Die innere Stimme der Seele, die sie ihrem wahren Sein näher bringt. Ihrem seelischen Sein, das die reine Freude und Liebe Gottes in sich trägt.

Die Seele im Körper

Glück ist nichts körperliches, sondern etwas seelisches. So wie die Seele dem Körper sein Leben verleiht, erfahren wir über die Seele wahre Glückseligkeit in uns und um uns herum. Glück und Freude ist kein Zustand, den wir in Äußerlichkeiten z.B. Körper, Essen, Konsum etc. erleben. Das Glück und die Freude wohnen in uns selbst, schlummern quasi im Verborgenen unseres Körpers. Es ist die Seele, die sich im bzw. über den Körper ausdrückt und sich so bei uns in Erinnerung ruft. Im irdischen Leben ist unser wahres seelisches Sein in Vergessenheit geraten, daher bedient sich sozusagen die Seele des Körpers.

Körper, Seele und Geist stehen in Wechselwirkung zueinander. Ist diese Wechselwirkung gestört, treten Störungen in Form von Konflikten, Krankheit oder anderen Beschwerden auf. Anders formuliert: Wird die Seele nicht im Einklang mit Körper und Geist genährt, entsteht eine Störung, ein Mangel, der sich über den Körper z.B. in psychosomatischen Symptomen oder anderen Krankheiten manifestiert.

Alle Heilungsversuche, die die Harmonie dieser drei Einheiten nicht wieder herzustellen vermögen, sind nicht wirklich im ganzheitlichen Sinne wirksam oder beruhen auf einem magischen Effekt. So können wir beispielsweise einen kranken Körper nicht ausschließlich über „gesunde" Ernährung, Vitamine, Medikamente, Bewegung etc. heilen, wenn diese Maßnahmen nicht im Einklang mit unserer Seele, unserer inneren Stimme stehen. In aller Regel ist das körperliche Symptom oder der Schmerz nicht der Ort, wo die Ursache zu suchen ist. Was krank macht, ist nur in der Ganzheit betrachtet verständlich und lösbar. Alles Denken, Handeln und Tun, das vom Ego ausgeht, steht entgegen der Körper-Geist-Seele-Einheit und führt nicht im ganzheitlichen Sinne zur Heilung. Das Ego ist aus der Trennung hervorgegangen und will diese Dualität aufrechterhalten, nur dadurch erhält es seine Existenz. Dem Ego alleine nützt Krankheit, da es das beste Argument dafür ist, dass wir seiner Führung bedürfen. Das heißt: Das Ego macht dich im Grunde erst krank. Es analysiert dich, untersucht dich, erhebt Daten über dich, gibt Anweisungen, Vorschriften und führt dich von der Wahrheit über dich immer mehr weg. Nehmen wir beispielsweise an, du siehst in der körperlichen Ernährung das Problem von Krankheit oder Leiden, du lässt dich beraten, kontrollierst dein Gewicht, änderst dein Ess- und Ernährungsverhalten und richtest dich also nach allgemeingültigem Wissen, Empfehlungen und Ängsten und lässt dich davon leiten. Damit entfernst du dich immer mehr von dir selbst, deiner inneren Stimme, die dir „deinen" Weg zeigen könnte. Erlösung und Heilung von Krankheit und anderen Gebrechen erreichen wir nur über den inneren Dialog mit uns selbst. Einzig unsere innere Stimme ist in der Lage, uns den richtigen Weg zu weisen, den Weg der Heilung. Äußerlich unterstützend ist dem zu Folge mehr, was dich dir selbst näher bringt und deine inneren Selbstheilungskräfte aktiviert.

Das Verständnis, dass Körper, Geist und Seele zusammenwirken und untrennbar miteinander verbunden sind, führt zur tieferen Wahrheit über uns selbst und damit zur Heilung.

Nahrung für den Körper

Was heißt es also den Körper im Einklang mit dem Ganzen zu nähren? Dabei geht es darum, die Freude und Liebe mit dir und mit deinem Körper zu entfalten. Nochmals wie ein Kind den Körper neu zu entdecken, ihn zu pflegen und zu hegen, und ihn in naiver, kindlicher Freude und Lust zu erkunden. Mit Lust ist auch die sexuelle Lust gemeint, die es gilt voll auszukosten und zu erleben. Nichts, was du tust, um in und mit deinem Körper Lust zu empfinden, ist falsch, auch, wenn es deinen bisherigen Vorstellungen und Gedanken widerspricht. Lass dich nicht davon abhalten, dich selbst körperlich zu genießen, lass es zu, dich in deiner körperlichen Hochform auszukosten.

Körperliche Lust und Freude nährt dich, ist gesunde Nahrung und diese Freude ist auch Nahrung für die Seele. Körperliches Wohlbefinden durch Freude und Sexualität sind ebenso nahrhaft wie Fleisch, Brot, Gemüse oder Salat und nähren dich ganzheitlich.

Sexualität

Sexualität wird noch häufig, insbesondere im Sinne der Kirche, ausschließlich zur biologischen Fortpflanzung akzeptiert und in keinster Weise als lustvoll oder gar wachstumsfördernd angesehen. Eher ist es die sexuelle Askese und Enthaltsamkeit, die sie vertreten und allein damit ihre Ambivalenz beweisen. Denn was kann es schlimmeres geben als sich gegen die Liebe, Freude und Lust aufzulehnen, das abzulehnen, was uns selbst in unserem wahren Sein ausmacht. Verschließen sie sich ihrer Seele, verschließen sie sich letzten Endes gegenüber Gott, denn Gott ist die reine Liebe und nichts außer dem.

Es ist die Verwechslung der Askese mit Ekstase, analog dazu verhält es sich mit Angst und Freude, Krankheit und Gesundheit. Askese, Angst und Krankheit sind hausgemacht, es entspricht nicht dem, was Gott will und uns durch unsere Seele mitgegeben hat.

Im sexuellen Akt des Orgasmus liegt die Möglichkeit des spirituellen Wachstums begraben. In dieser ekstatischen Freude, die sich jedem im Orgasmus offenbart, verschwimmen die Grenzen, und wir erleben das Einssein in Liebe mit Gott. Im Einssein von Körper, Seele und Geist sind wir unserem wahren Sein am nächsten.

Orgasmus hat nichts mit Sex zu tun. Sex kann jeder völlig getrennt von sich und seinem seelischen Sein praktizieren. Selbst zur Zeugung genügt der rein biologische Vorgang in der sexuellen Vereinigung von Mann und Frau, die Seele ist dabei nicht unbedingt beteiligt. Nahrhaft ist Sexualität nur, wenn Freude, Lust und Liebe mit im Spiel sind, wenn es wahrhaft ein Genuss für alle daran Beteiligten ist. Alles andere nährt nur den Mangel, den Mangel des seelischen und den mangelnden Kontakt zu dir selbst.

In Freude und Liebe mit deinem Körper verbunden, erlebst und spürst du deine Kraft und dein seelisch - geistiges Potential. Ist dies nicht das, was eine gute Ernährung ausmacht?

Die Seele

Die Seele im reinen Geist

Jeder Mensch trägt in sich eine Seele - ohne Ausnahme. Die Seele besitzt keinen irgendwie gearteten Körper wie etwa Organe. Solange die Seele im reinen Geist verweilt, erfährt sie keinen Schmerz, kein Unbehagen, keinen Hunger, Durst noch sonstige Triebbedürfnisse. Denn sie wird in der Verbindung mit dem reinen Geist genährt und erfährt dadurch vollkommene Zufriedenheit. Sie besitzt keine von Gott getrennte Identität und da Gott allumfassend ist, unterliegt sie im Gegensatz zum Ego keiner Dualität. Die Grenzen von Raum und Zeit kennt sie ebenso wenig, da diese nur den Bereich der Materie kennzeichnen. Folglich ist die Sättigung und Glückseligkeit der nicht vom Körper begrenzten Seele von immerwährender Dauer.

Solange die Seele sich also in der Einheit des reinen Geistes erlebt, im göttlichen Sein, erfährt sie weder Krankheit, Schmerz, Leid, Hunger noch sonstiges.

Die Seele im Körper

Durch die Trennung vom reinen Geist erfährt sich die Seele in einem physischen Körper und einem gespaltenen Geist. Die Seele hat im gespaltenen Geist ihr wahres, göttliches Sein vergessen und ist in der Identifikation mit dem Körper bzw. dem Ego, einem falschen Ich unterworfen. Daher spricht man auch von der Krankheit der Seele, dem Vergessen ihrer wahren Identität, die sie befallen hat, seitdem sie in einer endlosen Folge wechselnder physischer Körper inkarniert. Man nennt die endlos wechselnden Folgen, in denen die Seele immer wieder in einen neuen Körper übergeht, auch Reinkarnation.

Der jeweilige Körper dient der Seele quasi als „Lernanstalt" um wieder zu ihrer wahren Identität im reinen Geist zurückzufinden.

Die Seele im inkarnierten Zustand bzw. gespaltenen Geist ist an das irdische Leben gebunden. So wie sie für die Dauer eines physischen Lebens an einen bestimmten Körper gebunden ist. Der somit inkarnierte oder dadurch gespaltene Geist verliert aber trotzdem niemals sein göttliches Bewusstsein. Er wird nur so sehr von weltlichen Eindrücken überdeckt, dass er von seiner eigentlichen Identität nichts mehr weiß. Man kann sich dies so vorstellen, dass in der Welt der äußeren Sinne das reine Licht der Seele wie durch ein Prisma gebrochen wird, so dass es nicht länger in seiner eigentlichen Gestalt, sondern nur noch im Farbspektrum der materiellen Welt weiter existiert.

Jeder Mensch ist im irdischen Leben durch seine in ihm wohnende Seele letztlich zwiegespalten. Er identifiziert sich mit dem Ego, einem falschen Ich, trägt aber dennoch unbewusst die Sehnsucht nach dem ursprünglichen Zustand reiner Glückseligkeit in sich. Da jede Seele nach der Vereinigung ihres ursprünglichen Zustandes von Glück strebt, ist dies auch die Triebfeder all unseres Handelns im irdischen Leben. Die Chance jedes Einzelnen besteht also darin im Kontakt bzw. im Erkennen seines wahren Seins sich selbst und seine Seele zu heilen und zur Einheit, dem Göttlichen, zurück zu führen. Erkennen ist nur über die innere Stimme möglich, die die Verbindung der Seele zum reinen Geist herzustellen vermag. Alles Denken und Handeln im Einklang mit unserer inneren Stimme, bringt uns unserem wahren seelischen Sein näher und führt schon im Hier und Jetzt zu mehr Glück und Zufriedenheit. Dadurch erreichen wir im irdischen Leben mehr und mehr einen Zustand der Freude, der aus der Harmonie von Körper, Geist und Seele resultiert.

Das heißt, wir haben im Hier und Jetzt immer schon die Wahl, uns nach unserer dunklen Seite, der Stimme des Egos zu richten oder auf die Stimme des reinen Geistes zu hören.

Wie erlangen wir nun mehr Harmonie von Körper, Geist und Seele im irdischen Leben? Indem sie sich ihrer inneren Stimme zuwenden und ihr Denken und Handeln danach ausrichten, nähren sie ihr wahres seelisches Sein.

Konkreter: Jemand, der mehrheitlich in und über den Körper lebt und nur diesen Körper, diese seine kleine Welt als wahr erlebt und begreift, lebt noch stark in der Identifikation mit dem Ego und leugnet seinen wahren Ursprung. Er leugnet oder verdrängt seine wahre Identität, sein wahres seelisches Sein. In diesem Stadium wird der Mensch sich als Veränderer dieser Welt sehen und sich im Glauben wiegen, er alleine sei für seinen Erfolg, sein Glück und seine Zufriedenheit verantwortlich. Es ist das größenwahnsinnige Ego, das glaubt alles zu können und zu wissen und sich für alles verantwortlich fühlt. Es ist die Einbildung unseres Egos, das glaubt, alles Glück sei in der materiellen Welt zu finden. So versuchen wir z.B. in der körperlichen Ernährung, in der Ambition über die Veränderung und Verbesserung von Lebens - und Gesundheitsbedingungen in Forschung und Wissenschaft mehr Gesundheit, Glück und Zufriedenheit zu erreichen.

In der gesunden Ernährung in Leistung, Sport, Konsum und einer Wahrnehmung der Welt mit den äußeren Sinnen erleben wir uns über ein falsches Ich, das Ego. Ebenso zeigt sich dies in einem verstandesbetonten Denken und Handeln und dem Glauben, dass wir über die äußere Wahrnehmung und angeeignetes Wissen die Welt verbessern und verändern könnten. Das Ego alleine kann von sich aus jedoch nichts verändern noch erkennen. Die Seele alleine verleiht dem Körper und damit dem Ego seine Existenz. Dass das Ego aus sich heraus etwas erschaffen oder verändern kann, entstammt reiner Illusion und ist schlichtweg eine Täuschung. Nur in unserem wahren Sein, das im seelischen begründet ist, liegt die Kraft und die Möglichkeit zu wahrer Veränderung, zu wahrer Gesundheit, Glück und Zufriedenheit.

In der Identifikation mit dem Ego aber suchen wir permanent in der materiellen Welt nach Bildern, Eindrücken und Empfindungen, die wir kennen und die unsere Wünsche erfüllen oder bisher annähernd erfüllt haben. Wir erfreuen uns beispielsweise an materiellen Geschenken, beruflichen oder sportlichen Leistungen oder einem guten

Essen und geben uns mit dieser kurzfristigen freudigen Erregung, Anerkennung oder Sättigung zufrieden. Wir haben uns in den zahlreichen Inkarnationen daran gewöhnt, dass Glück und Zufriedenheit nichts Dauerhaftes und Vollkommenes ist.

Dieser Lernprozess hat dazu geführt, dass wir sobald eine Quelle der Freude und Zufriedenheit versiegt ist, versuchen eine neue/ andere zu finden, die uns wiederum einen vorübergehenden Glückszustand verspricht. Wir glauben, dass wir selbst die Macher sind, die es in der Hand haben glücklich zu sein und vergessen unsere Schöpfung. Dies ist die erste große Täuschung, der wir unterliegen und weshalb die Seele krankt. Es ist die Illusion des Ichs oder Egos, von dem kein Mensch auf dieser Welt ganz frei ist.

Soami Divyanand beschreibt in seinem Buch „Geistheilung", wie die heiligen Schriften das Erwachen der Intelligenz bzw. des Egos für den Sündenfall des Menschen verantwortlich machen.

So beschreibt die Bibel, wie Adam und Eva im Paradies lange Zeit vollkommen glücklich, unschuldig und zufrieden lebten und Gott darin gehorchten nicht vom Baum des Wissens um „Gut" und „Böse" zu essen. Solange sich die Seele der Allmacht und Allgegenwart Gottes stets bewusst ist, kann sie gar nicht zwischen „Gut" und „Böse" unterscheiden, da sie ständig von der Gotteskraft geleitet und inspiriert wird. Der Mensch empfängt alle Gaben von Gott, einschließlich göttlicher Weisheit ohne sich selbst einen Verdienst anrechnen zu können. In diesem Zustand ist er noch nicht der die materielle Welt beherrschenden Dualität unterworfen, welche im Gesetz von Geben und Nehmen ihren Ausdruck findet. Die Versuchung der verbotenen Frucht besteht im Versprechen von Wissen und Macht, die den Menschen mit der Illusion einer eigenen, von Gott getrennten Identität - Ego- oder Ich-Bewusstsein - erfüllen und ihn somit der ursprünglichen Ganzheit berauben.

Im selben Augenblick, da sie die Frucht gegessen haben, werden Adam und Eva sich ihrer selbst bewusst und empfinden Scham. Zugleich erreichen sie Gottes Stimme, der beständige Klangstrom, der die Seele mit Gott verbindet, nicht mehr. Aber gerade die

Stimme Gottes befähigt den Geist, im Zustand des Paradieses dem Reich Gottes, zu verharren. Die im Geiste begangene Sünde des Stolzes oder Egos führt zur Vertreibung der Seele aus dem Paradies. Adam und Eva werden so der sterblichen körperlichen Existenz im Exil der materiellen Welt unterworfen. Hier erfahren sie zum ersten Mal Schmerzen und sie müssen mühevoll nach dem Gesetz von Geben und Nehmen ihre Nahrung hart erarbeiten.

Wie unsere Seele, so ist auch Gott ohne jegliche Gestalt und daher für uns Menschen schwer vorstellbar. Er manifestiert sich aktiv und unablässig in Form von transzendentem Licht und Klang und wirkt so in der ganzen Schöpfung, in jedem Menschen. Er wirkt so als Lebensstrom unserer eigenen Seele, auch wenn wir ihn nicht wahrnehmen können. Dies erklärt auch, weshalb es die Seele ist, die den Körper am Leben hält.

Erst wenn die Seele jenem göttlichen Lebensstrom, dem transzendenten Licht und Klang, wieder geöffnet wird, erkennt sie, dass sie nicht mit dem Körper, der Psyche und dem Verstand identisch ist, sondern sich der materiellen Welt verliehen hat. Je mehr Kontakt wir zu unserem eigentlichen Sein, der Seele und dem reinen Geist, dem Strom allen Lebens bekommen, desto mehr wirkt dieses göttliche Licht auf allen 3 Ebenen aktiv in uns:

- der spirituellen
- der mentalen und
- der physischen.

Seelennahrung ist der Weg, der ins Licht führt und damit heilend auf Körper und Psyche einwirkt. Die Entfaltung des Lichtes in unserer Seele ist ein Heilverfahren, das in seiner Tiefe ganzheitlich und nachhaltig wirkt. Im Erkennen der wahren Ursache von Krankheit, Schmerz und Leid ist nur die Heilung über den Geist auf Dauer erfolgreich. Indem wir uns im Einklang mit unserer inneren Stimme nähren, führt uns dies mehr und mehr zu unseren tiefsten Wurzeln, unserem wahren göttlichen Sein.

Gott selbst ist dabei der Ernährer und Heiler und die Seele wird damit von Krankheit, Hunger und Leid befreit. Wenn wir das irdische Dasein in diesem Sinne begreifen, wird unsere Seele von Karma befreit. Der Mensch reift und ist fähig positive Lehren aus seinen Krankheiten und seinem Hunger zu ziehen.

Karma

Karma heißt: tun, handeln, ist das durch Taten im vorausgegangenen Seinsablauf bewirkte Schicksal. Karma wirkt nach dem Gesetz von Ursache und Wirkung, d.h. sie bekommen immer das zurück, was von ihnen ausgeht. Wer zum Beispiel Hass sät, wird Hass als Antwort zurückerhalten und neuen Hass schüren. Umgekehrt wird Liebe und Freude ernten, wer Liebe gibt. Durch diese Art des Denkens und Handelns im irdischen Leben bauen wir ständig gutes oder weniger gutes Karma auf, das irgendwann auf uns zurückfällt oder aber sich im Guten auflöst. Wir machen Erfahrungen als Täter und Opfer, Wohltäter und Beschenkte und bestimmen somit im jetzigen Leben immer auch schon unsere neuen Leben mit. Unser Bewusstsein können wir jederzeit ändern und ziehen entsprechend andere Lebensumstände und Menschen an. Seelisches - spirituelles Wachstum fordert von uns, mit unserer schöpferischen Energie so umzugehen, dass sie Liebe und Freude in uns und anderen freisetzt und damit zur eigenen und der Heilung der ganzen Welt beiträgt.

Im Moment der Wiedergeburt in einem Körper, der Trennung vom reinen Geist, und der Entstehung des Egos, wird die Seele in einem Körper geboren und es beginnt ein neuer Prozess der Abtragung von Karma. Claude Weiss beschreibt die Auffassung dieser Bestimmung folgendermaßen: „Es ist, wie wenn wir uns in einem Zug befinden würden, wo Ziel und nächste Haltestelle bereits feststehen. Unsere Freiheit liegt darin, zu entscheiden, ob wir uns in unserem Abteil mit unseren Nachbarn unterhalten, lieber schweigen oder den Speisewagen aufsuchen."

Mit anderen Worten: Das Besteigen des Zuges bedeutet analog die Wiedergeburt der Seele in einen neuen Körper, die uns für dieses Leben an diesen bestimmten Körper, Eltern und im weitesten Sinne an bestimmte Konditionen bindet. Wir haben aber dennoch Freiräume und sind in Details, im Denken, Entscheiden und Handeln doch frei. Frei darin, ob wir unsere Gedanken und Handlungen beispielsweise der Liebe oder dem Hass, der Freude oder der Trauer, der Macht oder der Demut widmen. Wir haben die Wahl, ob wir uns an unser Ego halten oder uns vom reinen Geist, der Stimme des wahren seelischen Seins, leiten lassen.

Nur durch die immer neuen Wünsche einer materiellen, egobestimmten Welt sind wir Menschen fest an die materielle Welt und somit an endlose Kreisläufe der Wiedergeburt und die Abtragung von Karma gebunden. In der dualen Welt von Licht und Schatten ist Heilung nicht möglich, erst in der Vereinigung der Gegensätze und damit der Auflösung des Egos werden unsere Seelen und damit die ganze Menschheit geheilt.

Das Ego

Entstehung des Egos

Das Ego an sich ist eine Täuschung, Das Ego ist eine Täuschung, da es nicht von Gott erschaffen ist und das es daher in Wahrheit gar nicht gibt. In diesem Kontext muss vielleicht erst einmal geklärt werden, was eigentlich unter Wahrheit zu verstehen ist. Wirklichkeit ist einzig das Göttliche Sein, der Ursprung von allem, was lebt. Jedes Lebewesen auf Erden ist Teil des Göttlichen Seins, hat ohne Ausnahme Göttliches in sich. Im Göttlichen Sein waltet der reine Geist, dem Unsterblichkeit bestimmt ist. Im reinen Geist erleben wir das Himmelreich, das uns Liebe, Glück, Freude, und Fülle auf Ewigkeit beschert.

Aber wie entsteht das Ego? Und was hat das Ego für eine Funktion, wenn doch der reine Geist in jedem von uns währt? Durch die Trennung vom reinen Geist, durch die Reinkarnation der Seele in einem Körper, entspringt das Ego. Das Ego ist also erst aus der Trennung des reinen Geistes hervorgegangen und spaltet den Geist. Wir identifizieren uns mit dem Ego in dem Moment, in dem unser wahres Sein, die Seele, ihren wahren Ursprung durch die Trennung vom reinen Geist vergisst. Somit glauben wir, wir sind das Ego und erleben uns als völlig getrennt, glauben auf uns alleine gestellt zu sein, obwohl erst die Trennung dem Ego dessen Existenzgrundlage gab und damit das Bewusstsein des Einssein mit dem reinen Geist verloren gegangen ist. Aber dennoch haben wir den reinen Geist in uns, es geht nur darum ihn wieder zu finden bzw. sich dessen zu erinnern, was unser gespaltener Geist vergessen hat: Wo unser wahrer Ursprung liegt, was wir wirklich sind. In der Identifikation mit dem Ego unterscheiden wir ein „Du" und ein „Ich" und erleben uns als völlig getrennt von anderen. Das Ego ist aber nur die Überzeugung des gespaltenen Geistes und hat ansonsten keine Existenzgrundlage. Das Ego sagt daher, dass dieses Leben (das irdische Leben) deine Existenz ist, da es die seine ist, im Gegenteil zum reinen Geist, der Dauerhaftigkeit bietet. Das Ego hat nur eine zeitlich begrenzte Lebenszeit, seine Existenz und Fortdauer hängen vom fortgesetzten Glauben an eine Trennung ab.

Identifikation mit dem Ego

Das Ego hindert uns am Voranschreiten, hindert uns daran, uns mit unserem wahren Sein zu beschäftigen. Das Ego will nichts von dem was und wie wir wirklich sind wissen, geschweige denn was uns glücklich und zufrieden machen würde. Das Ego versucht uns höchstens Angst einzuflössen, versucht unsere wahren Gefühle zu unterdrücken oder zu kontrollieren. Gerade dadurch werden aber Angst, Unsicherheit und Unzufriedenheit aufrechterhalten und permanent weiter genährt.

Unser Problem ist unsere Identifizierung mit dem Ego. Wir haben nicht nur unser wahres SELBST und die Erinnerung an unser wahres SELBST verloren, sondern auch unsere wahre Identität durch ein Bild von uns ersetzt: das Ego.

Schlimmer noch: Wir haben uns nicht nur ein Bild von uns gemacht, sondern uns völlig mit diesem Bild identifiziert.

Unser Problem ist nicht einfach: Nicht nur, dass wir alle ein Ego haben, sondern dass wir meinen, wir sind das Ego. Wir identifizieren uns damit. Wenn unser Ego triumphiert, fühlen wir uns gut. Wird unser Ego angegriffen, fühlen wir uns schlecht. Tut unser Ego etwas Schlechtes, fühlen wir uns schuldig.

Viele Menschen sind der Ansicht, unser Ego sei eine dunkle Macht, irgendwie in uns selbst, wobei dieses SELBST das ist, was wir wirklich sind. Dieses Bild trifft nicht den Kern. Diese individuelle Unterscheidung von anderen Individuen, diese Person mit einem Namen und einem Körper, dieses „Ich", dass irgendwo vom „DU" getrennt ist - das ist das Ego.

Das „Ich", dass offenbar einen eigenen Willen hat, der sich vom Willen des anderen und dem Willen Gottes unterscheidet - das ist das Ego.

Das Ego ist nicht unsere Seele, es ist das Nichtbewusstsein unseres Selbst. Es ist ein Phantasiegebilde, eine Illusion, die den Platz unseres SELBST eingenommen hat, als wir unser SELBST vergessen haben. Das Ego ist tatsächlich nicht mehr als ein Vergessen unseres wahren SELBST. Es ist nur ein Glaube, ein Gedanke in unserem Geist. Es hat aus sich selbst heraus keinerlei Existenz.

Das Ego ist „nichts". Es hat nicht dieselbe Form wie unser eigentliches SELBST. Wir sind nicht zwei Persönlichkeiten in Konflikt, das Gute und das Böse, die Dunkelheit und das Licht. Es gibt nur ein SELBST, das andere selbst, das Ego hat keinerlei Realität. Die Dunkelheit verschwindet spurlos beim kleinsten Licht.

D.h.: In dem Moment, in dem unsere Seele sich einen Körper wählt, was wir als Geburt erleben, vergessen wir unser wahres Selbst. In dem Moment wird auch das Ego geboren.

Das Ego bestimmt nun mehr oder weniger unser Leben. Es zählt nicht das, was „es", das wahre Selbst in uns, will, sondern das Ego bestimmt uns. Es bestimmt nicht nur den Einzelnen, sondern weitgehend unsere ganze Gesellschaft.

Entfremdet von uns selbst, unseren wahren Bedürfnissen, unserem wahren „Sein", ausgestattet mit einem falschen Ich, dem Ego gehen wir als Kind und später als Erwachsener unseren Weg weiter.

Wir müssen lernen mit dem Ego umzugehen, denn weder das Ego zu bekämpfen noch zu verdrängen oder es zu lieben bringt uns unserem wahren Selbst näher. Das Ego ist nicht unser Feind, sondern das Ego betrachtet unser wahres, göttliches Sein als Feind. Weder Verurteilung noch Toleranz gegenüber unserem Ego ist daher angebracht. Erfolgreich im Umgang mit unserem Ego werden wir nur sein, wenn wir die Identifikation mit ihm aufgeben. Denn wir sind es, die die Gedanken des Egos denken, wir sind aber nicht das Ego. Erst wenn wir erkennen, dass das Ego nicht Teil unserer Identität ist, auch nicht die Angst und der Hass, sondern die Liebe kommen wir unserem wahren Ich näher. Wir können auf den Ärger, den Hass des Egos schauen und dabei denken: „Das bin nicht Ich." Unser Gefühl dabei ist weder Hass noch Liebe - es ist neutral. Wir beurteilen unser Ego nicht, sondern sehen es einzig als bedeutungslos an.

Das Ego hat permanent Angst, weil es nicht dem Sein entspringt. Hat Angst etwas falsch zu machen, sich nicht richtig zu ernähren, hat Angst vor Versagen, Krankheit und Tod. Das Ego hat ständig Angst zu sterben und es versucht alles, um dies zu vermeiden. Es ist wie ein instabiles Kartenhäuschen, das ständig einzustürzen droht. Solange wir uns jedoch von diesem falschen Selbst leiten lassen, werden wir permanent in dieser Angst und Unsicherheit und der Angst vor dem Tod leben und diese Angst weiter nähren.

Nähren wir das Sein, so nähren wir uns selbst und das bedeutet Leben. Denn Sein ist Leben und das Leben kennt weder Angst noch Tod. Wenn wir das Ego loslassen, die Angst vor dem Tod, werden wir erst lebendig. Als Ego zu sterben heißt, im Sein geboren zu werden.

Daher nähre nicht länger das Ego, die Angst, sondern lausche nach innen und höre auf deine innere Stimme so wie früher als Kind. Im Sinne einer Ernährung von Körper und Seele, die uns erst glücklich, zufrieden und satt macht. Seelennahrung kannst du dir nur selbst geben, kein anderer vermag es deine Seele zu nähren.

Funktion des Egos

Die einzige Funktion, die man dem Ego zuschreiben kann, ist, uns von unserer eigenen Bestimmung, unserem eigenen Sein, fern zu halten. Fernhalten deshalb, weil es nur seine eigene Existenzberechtigung dadurch behält. Fernhalten von uns selbst meint daher im Wesentlichen uns von unserer Freude, Liebe und Fülle fernzuhalten.

Die Wohnstätte unseres Egos ist der Körper. Es ist der Platz, den sich das Ego ausgesucht hat. Im Körper fühlt sich das Ego sicher, da es der Ort unserer größten Verletzlichkeit ist. Damit argumentiert das Ego, dass wir keine Kinder Gottes sein können. Aber das Ego liebt, schützt und sorgt nicht wirklich gut für den Körper. Denn dem Ego ist der Körper nie gut genug, er akzeptiert ihn nie so wie er ist. Es urteilt, verurteilt den Körper, hat immer etwas auszusetzen, immer Wünsche des anders, besser, schöner Seins, weil es das wahre Sein, die wahre Schönheit des reinen Geistes bzw. unser wahres Sein nicht sehen und erkennen kann. Würde das Ego erkennen, so würde es seine eigene Existenz auslöschen. Denn das Erkennen und Erinnern unseres wahren Seins, des reinen Geistes in uns, dem Göttlichen in uns, hat unweigerlich das Aufgeben des Egos zur Folge.

Doch wie können wir unser wahres Sein erkennen?

Es gibt viele Möglichkeiten im alltäglichen Leben jedes Einzelnen sich wieder seinem wahren Selbst zuzuwenden und zu erkennen. Wichtig ist dabei sich über den Ursprung und die Funktion des Egos bewusst zu werden, um dann sukzessive unterscheiden zu lernen, wann in uns das Ego herrscht und wann wir uns vom reinen Geist in Vertrauen tragen und leiten lassen. Im reinen Geist sind die Freude, das Glück und die Liebe zu Hause. All das haben wir durch die Trennung verloren und jetzt gilt es dies wieder zu finden.

Es ist uns frei gestellt, wessen Stimme wir folgen, die des Egos oder die des reinen Geistes, bzw. des Heiligen Geistes, die wir beide in uns vereint haben. Wir haben immer die Wahl, entweder auf das Ego, mit dem wir uns identifizieren - aber das eine Täuschung, eine Illusion ist - zu hören oder auf den Heiligen Geist, der im Namen des reinen Geistes zu uns spricht. Die Stimme des Egos haben wir selbst durch die Identifikation mit ihm erzeugt. Durch die Trennung ist die direkte Kommunikation mit dem reinen Geist nicht mehr möglich, daher wird durch den Heiligen Geist der Ruf zur Umkehr laut und nimmt die andere, diametrale Stimme zum Ego ein. Auch wenn wir es vergessen haben: Wir können jeden Augenblick beginnen uns unserem wahren Sein, der Stimme Gottes zuzuwenden, uns zu erinnern wo und wer wir wirklich sind.

Jeden Tag wirst du dazu eingeladen etwas zu verändern und eine neue Wahl zu treffen, z.B.

- **Wenn du traurig bist, denke, das muss nicht sein.** In der Depression beispielsweise hast du das Gefühl, das dir etwas entzogen wurde, was du willst, aber nicht hast. Doch dir wird nichts entzogen, es sein denn durch deine eigene Entscheidung.
- **Wenn du ängstlich bist, denke, das muss nicht sein.** Denn Angst ist vom Ego gemacht. Im reinen Geist ist nur die Freude zu Hause, aber das Ego fürchtet sich davor, denn es entzieht ihm zwangsläufig seine Existenz. In dem Moment, wo du Freude empfindest und aufkommen lässt, investierst du nichts mehr in die Angst. In dem Moment verschwindet die Angst gänzlich.
- **Wenn du dich schuldig fühlst, denke daran, das muss nicht sein.** Bedenke, dass vielleicht das Ego gegen ein Gesetz Gottes verstoßen hat, du aber nicht. Solange du dich aber schuldig fühlst, hat das Ego das Kommando, da nur das Ego Schuld empfindet.
- **Wenn du dich alleine fühlst, denke daran, das muss nicht sein.** Nur das Ego fühlt sich getrennt von anderen. Der reine Geist aber kennt keine Trennung, im Kontakt mit deinem wahren Sein bist du mit allem und jedem verbunden, erlebst du Einssein mit dem Göttlichen, dem Universum.
- **Wenn du Mangel empfindest, denke daran, das muss nicht sein.** Denn nur das Ego empfindet Mangel, im reinen Geist, jedoch findest du alles im Überfluss. Erst durch die Trennung ist aus dem Ego die Idee des Habenwollens entstanden. Im reinen Sein hast du alles, was du brauchst.
- **Wenn du dich nicht wert fühlst, denke daran, das muss nicht sein.** Denn nichts, was du tust oder denkst, wünschst oder

machst, ist nötig um deinen Wert zu begründen. Dein Wert ist in Gott begründet, nicht aber im Ego. In der Wahrnehmung ziehen wir Vergleiche und urteilen danach. Aber wer sind wir, dass es uns zusteht zu bewerten? Damit versucht sich unser Ego über Gott zu erheben, aber unter der Herrschaft von Gott sind wir alle gleich.

- **Wenn du lernen willst über Anstrengung und Schmerz, denke daran, das muss nicht sein.** Versuche so zu lernen, dass es dir Freude bereitet, Schmerz und Anstrengung sind die Vorzeichen des Egos, das nicht daran interessiert ist, dass es dir wirklich gut geht und du in die Fülle kommst. Denn damit würde es sich seiner eigenen Existenz berauben.
- **Wenn du dich vergleichst und danach als minderwertig oder schlecht beurteilst, denke daran, das muss nicht sein.** Nur das Ego vergleicht und beurteilt, nicht aber der reine Geist. Das Ego kann Gleichheit nicht erfassen und genau das macht Nächstenliebe letztlich unmöglich. Das Ego gibt auch nicht aus dem Überfluss heraus, da es in der Trennung des Geistes nur als Ersatz dafür gemacht worden ist. Erst durch den entstandenen Mangel entsteht das Bedürfnis des Habenwollens und die Begierde nach Bestätigung. Im Überfluss des reinen Geistes sind diese Bedürfnisse nicht notwendig.

Geben und Nehmen

Zum Geben und Nehmen ist zu sagen: Achte darauf, ob dein Geben wirklich vom Herzen kommt und prüfe dies mit Hilfe deiner inneren Stimme. Im Geben des reinen Geistes gibt man aus der Fülle der Liebe und erwartet nichts zurück, weil der reine Geist in seiner Fülle keinen Mangel kennt. In der Identifikation mit dem Ego gibst du nur, weil du glaubst dadurch etwas Besseres zu bekommen. Dies ist Geben im Sinne von Opfer bringen. Man erleidet im Geben einen Mangel, weil man nicht aus der Fülle heraus gibt.

Abschließend überlege dir stets, bei jeder Entscheidung, in jeder schwierigen Situation, in der du dich befindest, was Gott gedacht hätte und du nicht gedacht hast, aber von dem er möchte, dass du es denkst.

Überlege, was du getan oder unterlassen hast und werde anderen Geistes, um mit Gottes Geist zu denken. Die Stimme des reinen Geistes erkennst du immer daran, dass du froh bist.

Lass dich also nicht vom Ego täuschen, es bietet dir nichts. Mache dir jedoch stets Gedanken darüber, was dich froh macht bzw. überlege dir auch, wie viele Gelegenheiten des Frohseins du schon abgelehnt hast aus Angst vor Veränderung und vor allem vor dem, was dir neu ist und du noch nichts kennst.

Halte weiter Ausschau nach Überzeugungen, die dem Ziel von wahrem Frieden, Glück und Freude in dir entgegen laufen und ändere dein Denken diesbezüglich. Ob Zweifel, Veränderungsängste oder die Beschäftigung mit Nebensächlichkeiten, erinnere dich stets daran, was dich wirklich froh und glücklich machen würde, sei mutig und handle danach. Hab vertrauen zu dir und der Stimme des Heiligen Geistes.

Die Stimme des Egos heilt nicht und hilft dir nicht. Sie verändert nichts, sie verschlimmert nur und bringt dir niemals Freude, Glück oder die wahre Liebe.

Im Kontext der Ernährung von Körper und Seele bedeutet dies: Indem du dich in Worten, Gedanken und Taten all dem zuwendest, was die Freude, das Glück und die Liebe zu dir fördert, wirst du das wahre Leben und das seelische Licht in dir entdecken. Wo Angst, Schuld, Schmerz und Trauer dein Sein betrübt, ist das Ego dein Ernährer, das dich in die Dunkelheit führt. Das Ego versucht dich von deinem wahren Ziel, deinem wahren göttlichen Sein zu entfremden und zu entfernen – und damit ein Leben der Täuschung und Enttäuschungen zu führen.

Daher bedenke stets: Das Ego ist immer nur ein Ersatz für all deine Bedürfnisse und Wünsche. Es gibt dir immer das Gefühl am Leben vorbei zu leben. Ein Gedicht eines Abiturienten[2] beschreibt dieses Leben von Enttäuschung und Täuschung sehr treffend:

- Ich wollte Milch und bekam die Flasche,
- ich wollte Eltern und bekam Spielzeug,
- ich wollte lernen und bekam Zeugnisse,
- ich wollte Liebe und bekam Moral,
- ich wollte einen Beruf und bekam einen Job,
- ich wollte einen Sinn und bekam eine Karriere,
- ich wollte Glück und bekam Geld,
- ich wollte Hoffnung und bekam Angst,
- ich wollte leben.

---

[2] Autor unbekannt

Die Angst

Angst allgemein

Angst kommt aus dem lateinischen von „angustus" und bedeutet Enge. Angst lähmt, beengt und verunsichert uns oft, was sicher viele von uns schon selbst erlebt haben. Angst hindert uns am Voranschreiten, an unserer eigenen Entwicklung, ja letztlich am Leben. Wer denkt, Angst sei in manchen Situationen hilfreich oder biete Schutz, irrt. Angst ist die Stimme der Dunkelheit und führt im wahrsten Sinne des Wortes nur in die Enge. Enge in ihrem Bewusstsein, in ihrem Denken, Handeln und Tun, in ihrem ganzen Sein.

Ein Kind kennt noch wenig Angst. Kinder machen sich noch keine Gedanken über gesunde, falsche oder richtige Ernährung. Sie gehen einfach ihren Gelüsten, ihrer inneren Stimme nach.

Wir glauben, dass Angst von außen kommt und uns bedroht, tatsächlich entspringt sie aber unserem Geist. Sie steht für einen inneren Konflikt, der zwei unterschiedliche Dinge will. Zum einen löst der Gedanke nach etwas, dass wir uns wünschen oder ersehnen, Angst aus. Zum andern die Angst unweigerlich etwas zu verlieren, an das wir uns gewöhnt haben und uns Sicherheit gab und gibt. Wir wünschen uns beispielsweise körperlich attraktiver oder schlanker zu werden, gestehen uns aber Schönheit und Attraktivität nicht zu. Ja wir haben sogar Angst davor, uns in unserer ganzen körperlichen und seelischen Schönheit der Welt zu zeigen. Gleichzeitig kollidiert dieser Wunsch nach Schönheit und Schlankheit mit der Angst, altbekannte, vertraute Sicherheiten und gewohnte Verhaltensweisen im Umgang mit Essen, unserem Bild von uns selbst und unserem Körper aufzugeben. Wir fürchten uns vor Veränderung, vor dem Neuen und halten zu oft am Alten fest.

Das Alte gehört aber der Vergangenheit an, denn wir können das Neue, die Veränderung, nicht aufhalten. Veränderung geschieht permanent und überall. Veränderung ist Leben.

Wir versuchen an der Vergangenheit festzuhalten und projizieren permanent Vergangenes auf die Zukunft, auf etwas, was wir in Wahrheit noch gar nicht kennen. Es ist die Art und Weise, wie wir mit der Zukunft zurechtzukommen versuchen. Damit sind wir nicht wirklich offen für das Neue, das Unvorhersehbare, die Zukunft. Wir verschließen uns damit die Tür für Wachstum, Kreativität und das Leben.

Alle Probleme und negativen Gefühle entspringen aus der Angst. Angst entspringt dem Ego, das uns in die Dunkelheit und von uns weg führen möchte. Wo immer Probleme entstehen, ist Angst beteiligt. Ursache dieser Angst ist also immer unser Ego, das urteilt, denkt und in falsch und richtig einteilt, gut und böse, gesund und krank usw.

Die Angst ist, wie das Ego, aus der Trennung hervorgegangen. Wir nehmen uns als getrennt vom Ganzen, dem Göttlichen, wahr und erzeugen in der Identifikation mit dem Ego äußere Feindbilder. So glauben wir schließlich uns permanent gegen Menschen, Situationen und andere Dingen verteidigen zu müssen. Durch die Trennung von unserem wahren Sein, der Liebe, haben wir erst die Angst, sowie Hass, Neid, Mangel etc. hervorgebracht. Unbewusst fürchten wir uns vor unserer Umgebung, sind permanent auf Angriff eingestellt und haben uns daher unterschiedliche Verteidigungsstrategien zurecht gelegt. Es ist die Angst nicht „sein" zu dürfen, nicht so sein zu dürfen, wie wir wirklich sind. Es ist aber gleichzeitig die Angst vor uns selbst, unserem wahren Sein, das wir nicht kennen und daher kein Vertrauen dazu haben. Daher halten wir lieber an etwas fest, das wir Glauben zu sein, aber nicht sind, das Ego. Unsere Seele kennt keine Angst, Angst kennt nur das Ego.

In der Identifikation mit dem Ego steht unser Fundament auf wackeligen Füßen und flößt uns immer wieder Angst ein. Erst, wenn wir über unsere innere Stimme zu unserem wahren seelischen Sein finden, wird sich die Angst sukzessive auflösen. Sich selbst finden, heißt gleichzeitig das Aufgeben des Egos, einer Identität, die nicht der Wahrheit entspricht.

Im Vertrauen in uns heilen wir uns und unseren Widerspruch uns selbst betreffend. In der Wahrheit unseres Selbst werden wir erkennen, dass wir durch das Aufgeben unseres falschen Ichs, dem Ego, nichts verlieren, sondern nur gewinnen. Vertrauen in uns selbst, heißt Vertrauen zum Leben.

Die Angst hinter der Angst

Betrachten wir die Angst in Bezug auf die Ernährung, so lässt sich folgendes sagen; Obwohl wir heute keinen Nahrungsmangel mehr haben, keinen Hunger mehr leiden müssen und bezüglich der Nahrungsmittel im Überfluss leben, haben wir weiterhin Angst. Es ist heute im Gegensatz zu früher nur eine andere Angst. In unserem Zeitalter ist es die Angst uns falsch zu ernähren, nicht gesund, nicht richtig. Angst vor Schadstoffen in Lebensmitteln oder gar die Angst durch Fleisch, Gemüse oder anderem krank zu werden, gesundheitlichen Schaden zu nehmen. Aber was steckt hinter dieser Angst? Was ist die wirkliche Angst?

Im Bewusstsein unseres reinen Geistes, müssten wir doch erkennen, dass wir in Verbindung mit unserer inneren Stimme immer wissen, was für uns gut und gesund ist und wir daher auch keiner Gefahr ausgesetzt sind. Angst daher unbegründet ist. Es sei denn, sie vertrauen und schätzen diesen in ihnen wohnenden Wert nicht, haben keinen Zugang oder Zweifeln an sich und ihrem innersten Wissen. Wenn sie also Angst haben, sich etwas einzuverleiben - körperlich oder psychisch - was nicht gut für sie ist, halten sie wahrscheinlich sich selbst nicht bzw. nicht vollkommen für gut und wert und vertrauen ihrer inneren Stimme nicht. Dann ist es wohl die Angst, der Zweifel, das Ego, die andere Stimme, die ihnen sagt, dass sie nicht in der Lage sind sich gesund zu ernähren, dass sie nicht liebevoll genug, nicht in ihrem Sein der Seele angenommen und wert sind.

Doch sie selbst sind es, der/die zu wenig Vertrauen zu sich, ihrem seelischen Sein haben und der allumfassenden göttlichen Liebe, die immer währt. Das heißt, sie lehnen es geradezu ab, was unumgänglich ihrer Wahrheit entspricht. Sie leben Unwahrheit und verkennen was sie wirklich sind. In Wahrheit sind sie der Meister ihrer körperlichen und seelischen Ernährung, wenn sie ihrer inneren Stimme vertrauen und ihr folgen. Was könnte ungesünder sein, als die Tatsache, dies zu verkennen und sich selbst, seinen wahren göttlichen Ursprung, abzulehnen.

Kein Nahrungs- oder Lebensmittel unserer irdischen Welt kann dafür ein Ersatz bieten. Kein medizinisches Präparat, keine Vitaminpillen oder Methoden des gesünderen Ernährens können diese Fehlernährung im Seelischen aufwiegen bzw. ausgleichen. Die mangelnde seelische Ernährung, die in der bewussten Annahme ihres wahren Wertes und Seins besteht, ist wichtigste Voraussetzung für eine gesunde Ernährung auch im körperlichen Sinne.

Denn eine gesunde Seele bewohnt auch einen gesunden Körper und weiß, was für beide gut ist. Durch bewusste Wahrnehmung ihrer selbst und Ehrlichkeit zu sich selbst gewinnen sie Klarheit und Erkenntnis über sich und ihre wahren Ängste. In der Auseinandersetzung mit dem, was Angst macht - und der Trennung von Wahrheit und Illusion - lösen sich all ihre Ängste auf. Sorgen und Gedanken um eine „richtige Ernährung" brauchen sie sich dann nicht mehr zu machen: Vertrauen sie einfach ihrer inneren Stimme!

Die Gedankenkraft im Kontext von Ernährung

Gedankenkraft in unserem Alltag

Gedankenkraft ist Energie. Jedem Menschen steht aufgrund seiner seelisch-geistigen Anlage dieses enorme Energiepotential zur Verfügung. Mit dieser Kraft kann weit mehr bewegt und verändert werden, als Sie sich vielleicht bisher vorstellen konnten.

Die Kraft der Gedanken versetzt uns in jeder Minute, jeden Tag und in jeder Situation in die Lage, unser Leben zu unseren Gunsten zu bewegen. Mit unseren Gedanken sind wir in der Lage zu verändern, zu erschaffen, bzw. neu zu schaffen. Da sich viele ihrer eigenen ihnen innewohnenden geistigen Kräfte nicht bewusst sind, nutzen sie sie nicht bzw. nicht zu ihrem Vorteil.

Vorteilhaft ist das, was Sie ganzheitlich nährt und ihren Heilungsprozess fördert. Das heißt: Wenn Sie diese innere Kraft, ihre Gedankenkraft, für sich gebrauchen, sind Sie fähig, sich selbst zu heilen. Wenn ihnen dies bewusst wird und Sie verstehen, was Sie Kraft Ihres Geistes sind, verstehen Sie auch viele anderen Dinge in Ihrem Leben besser bzw. anders.

Vielleicht haben Sie selbst schon die Erfahrung gemacht, dass Sie an einen bestimmten Menschen gedacht haben und kurz darauf ruft eben diese Person Sie an oder begegnet Ihnen zufällig persönlich irgendwo auf der Straße. Ist das wirklich Zufall? In Wahrheit gibt es diese Zufälle nicht, es hängt mit ihrer ureigenen Schöpferkraft zusammen, die bestimmte Dinge, Vorfälle etc. bewirkt. Alles, was Sie im Außen vorfinden und erleben, steht unmittelbar im Kontext Ihrer schöpferischen Kraft über Gedanken.

Nehmen wir beispielsweise den Begriff „Wunder" oder „Magie". Das Wort Wunder oder Magie löst bei den Menschen ganz unterschiedliche Gedanken und Reaktionen aus. Die einen denken vielleicht an Hexerei und sagen sich innerlich, dass das sowieso alles Einbildung und Unsinn sei. Andere wiederum sind fasziniert davon und interessieren sich sehr für alles, was in irgendeiner Form mit Magie zu tun hat, von Wahrsagung, Handlesen, energetischen Kraftsymbolen bis hin zur Esoterik. Die Einstellung zum Thema Magie ist also sehr variabel und unterschiedlich. Geistheiler, Hexen, Handleser oder Wahrsager gibt es heutzutage immer mehr, wohl auch, da es immer mehr Menschen verstehen, die Kraft des Geistes zu nützen um mehr Zufriedenheit, Glück und Heilung zu erlangen. Meist in Situationen der Rat- und Hilflosigkeit wenden sich Menschen solchen Formen der Hilfe zu und suchen dort nach Rettung in der Not. Aber auch sonst sind Menschen immer aufgeschlossener und bereit mit Fragen über Liebe, Partnerschaft und gesundheitliche Beschwerden unkonventionelle Wege zu gehen. Sich über das Wie, Was, Warum und ‚Was kann ich tun' auf „magische" Weise helfen, beraten und inspirieren zu lassen.

Magische Symbole, Gegenstände, Schmuck, Düfte und anderes dienen neben der Beratung außerdem oft dazu, dem Herzenswunsch, sei es die Befreiung von Krankheit, die Erfüllung von Partnerschaft, Liebe oder finanziellen Verbesserungen, mehr Kraft zu verleihen. Dabei ist es meist wichtig das Symbol immer bei sich bzw. nah am Körper zu tragen, um damit das Gewünschte permanent mit Energie aufzuladen. Der Satz: „Glauben versetzt Berge", verdeutlicht in diesem Kontext sehr treffend, wie magische Symbole und Magie insgesamt wirken. Je mehr sie an etwas glauben und kontinuierlich in Gedanken, Worten und Taten mit Energie aufladen, desto wahrscheinlicher ist der eintretende Erfolg. Sicherlich hat jeder schon die eine oder andere Erfahrung mit dieser magischen Kraft gemacht, wenn auch nicht gerade im Zusammenhang mit „offensichtlicher" Magie, also bewusst den magischen Weg gewählt.

Dazu ein Beispiel aus eigener familiärer Erfahrung: Meine Großmutter hatte aufgrund einer früheren Rachitis[3] eine Fehlstellung des Kniegelenkes, was ihr im fortgeschrittenen Alter immer mehr Beschwerden bereitete. Salben und Medikamente hatten keine befriedigende Wirkung bei ihr erzielt. Man muss dazu sagen, dass sie auch weniger an diese Form des Heilens glaubte. Eines Tages erfuhr sie von einem Bekannten, das das Einreiben der schmerzenden Stelle mit dem eigenen Speichel Wunder bewirken würde und die Schmerzen in kürzester Zeit wieder verschwinden würden. Sie begann also ihr Knie täglich mit ihrem Speichel einzureiben und siehe da, nach Tagen der Anwendung verspürte sie ein Abklingen der Schmerzen. Leider hatte sie nach Eintritt der Besserung die Speichelmethode aufgegeben und sukzessive klagte sie darauf hin wieder öfter über die alten Schmerzen im Knie.

Diese kleine, wahre Anekdote aus meiner eigenen Familie zeigt sehr anschaulich, wie wir auch in unserem Alltag die Kraft der Gedanken anwenden und der Glaube an etwas Wunder bewirken kann. Deutlich wird, dass die Kraft der Gedanken bzw. der Glaube an die Wirkung eines Symbols, einer Sache, Medikamentes o.ä. ist, was zum Erfolg führt. Auf ganz ähnliche Art und Weise wirken Placebos. Der Placeboeffekt ist sicherlich einigen bekannt. Obwohl diese Pillen keinen im medizinischen Sinne heilenden Wirkstoff enthalten, bewirken sie bei vielen Patienten Wunder. Zum Beispiel haben diese Pillen als Schlafmittel schon oft positive Effekte erzielt. Sie werden vielleicht staunen, wie oft uns unbewusst auch beim Thema Ernährung die Kraft der Gedanken beeinflusst und im Denken und Handeln eine Rolle spielen.

Dazu ein Beispiel, das in unserem Alltag sehr geläufig ist. Nehmen wir an sie haben Magen- oder Verdauungsbeschwerden. Der Arzt oder eine Freundin rät ihnen, wie sie ihr Problemchen mit ein paar kleinen Ernährungstricks beheben können. Es wird ihnen z.B. geraten ihre Verdauung anzuregen, indem sie morgens zum Frühstück immer eine Kiwi essen oder auf nüchternen Magen ein Glas Orangensaft trinken und eine Tasse Kaffee dazu. Sie sind der festen Überzeu-

---

[3] Stoffwechselkrankheit, die auf Vitamin-D-Mangel beruht und zur Erweichung der Knochen führt

gung, dass diese kleine Veränderung den gewünschten Erfolg bringt, glauben es und handeln danach. Tatsächlich spüren sie schon nach wenigen Tagen positive Veränderungen, was ihren Glauben an diese Maßnahme noch verstärkt.

Oder nehmen wir ein anderes Beispiel im Kontext von Diäten, die im Wesentlichen nicht anders funktionieren. Ob Nudel-/Reisdiät, oder eine andere der unzähligen Diäten, die es gibt. Das Wichtigste daran ist immer der Glaube und das permanente Aufladen dieses Gedankens mit geistiger Kraft. Den Erfolg haben sie also im Wesentlichen selbst erzeugt!

Dazu ein weiteres Beispiel, dass das Phänomen der Gedankenkraft sehr gut zeigt. Oft wird von korpulenteren Frauen und Männern behauptet, dass sie doch gar nicht so viel Essen. Sie sagen und glauben, dass schon rein das Anschauen von Essen oder Süßem zur Gewichtszunahme führt. Sie setzten hier also schon unbewusst ihre geistige Kraft ein. Ihr schöpferischer Geist bewirkt eben genau das, woran sie glauben und wirkt über bzw. am Körper.

Oder der Glaube, dass sie diese Speise oder jenes Nahrungsmittel nicht vertragen, wird ebenso durch die Macht ihrer Gedanken herbeigeführt und bewirkt das entsprechende Wunder im Außen. Wenn aber die Wirkung, wie in diesem Beispiel, sie mehr in Konflikt, Zweifel, Angst oder Trauer bringt, nützen sie ihre Geisteskraft nicht in ihrem Sinne, d.h. gegen sich und ihre wahre seelische Natur. Gebrauchen sie ihre Schöpferkraft im Einklang mit ihrer Seele, so werden sie Freude spüren und erleben. Nicht die weitere Einschränkung der Auswahl von Speisen und Nahrungsmitteln führt zur Heilung oder Besserung ihres Zustandes, sie lässt sie lediglich mehr Mangel spüren. Daher nützen sie ihre Geisteskraft im Kontakt mit ihrer Seele und hören sie auf ihre innere Stimme, um so die ganze Tragweite ihres Seins zu erleben. Nicht Enge und Mangel, sondern Weite und Überfluss ist ihnen geschenkt, wenn sie sich ihrer Seele zuwenden und sie nähren.

Ebenso von imaginärer (geistiger) Natur ist unser Glaube und unsere geistige Vorstellungskraft von gesunder und ungesunder Nahrung bzw. Lebens- und Nahrungsmitteln. Erst durch die Überzeugungskraft, dass Gemüse gesünder ist als beispielsweise Fleisch, oder Obst gesünder ist als Schokolade, bewirkt, dass wir dies am eigenen Leibe effektiv erfahren und so über Forschung und Wissenschaft tatsächlich eben zu diesen Ergebnissen kommen. Es ist die Kraft unserer Gedanken, Worte und Taten, die hier ihre Wirkung zeigt. Die Überzeugung dessen was gesünder oder ungesund ist, hat unser Gehirn gespeichert. Vom Gehirnzentrum aus werden diese Informationen weitergeleitet über die Nervenbahnen in alle Organe und Zellen und werden dort ebenfalls abgespeichert. So ist es nicht verwunderlich, dass unser Organismus entsprechend dieser Anweisungen reagiert.

Aber wie man sieht, hat die imaginäre Wirkung ihre Grenzen bzw. sind die Wunder nicht immer effektiv und dauerhaft wirksam, sonst müssten wir alle kerngesund und voller Energie, Kraft und Freude strotzen. Dies hängt unter anderem auch damit zusammen, dass wir in der Identifikation mit dem Ego unsere schöpferische Kraft falsch einsetzen und damit nicht im ganzheitlichen Sinne Heilung erzielen.

Gerade das in unserer heutigen Zeit so brennende Thema der gesunden Ernährung lässt schon erstaunen, wie ich zu solch einer Argumentation komme.

Wir werden praktisch mit der Glaubensüberzeugung, was gesund und was ungesund ist, geboren. Es wird uns von klein an anerzogen, so dass wir uns kaum den Gedanken, was gesund oder ungesund ist, entziehen können. Fast überall werden wir damit konfrontiert und mit dieser Energie überladen. Bereits im Mutterleib als Fötus und Embryo, über die Säuglingszeit, Kindergarten und Schule bis hin zum erwachsenen Menschen wird uns gesagt und empfohlen, was gesund ist, welche Lebensmittel besser oder schlechter sind für unser gesundheitliches Wohlergehen, wie und was wir essen müssen oder dürfen, um bestimmten Krankheiten vorzubeugen oder zu heilen usw. Es werden Ratschläge und Empfehlungen ausgesprochen, Rezepte wie sie sich, ihren Körper oder ihre Gesundheit verändern oder verbessern können. Sie erhalten diese Informationen nicht nur von Fachpersonen, sondern auch über Fernsehen, Rundfunk, Presse und Werbung. Es wird geworben mit Nahrungszusatz und Nahrungsergänzungspräparaten mit denen sie vorbeugen und ihre Gesundheit erhalten können.

Aber hat sie dabei schon einmal jemand danach gefragt, was sie ganz im innersten gerne Essen würden, was sie für sich selbst für das Beste und Gesündeste halten ohne die ganzen Vorbehalte und Vorstellungen von gesunder Ernährung? Damit meine ich, was sie seelisch und körperlich wirklich glücklich und froh machen würde? Haben sie selbst eine Antwort darauf?

Gedankenkraft und ihre Wirkung

Was hier über unsere Gedankenkraft und unseren Glauben von vermeintlich gesunder Ernährung wirkt, ist Imagination (Geist), die Kraft der Gedanken. Auch mit Wunder- oder Heilmitteln, Pillen, Vitaminen etc. wird versucht, über die Gedankenkraft die Realität nach einer Vorstellung von richtig und falsch zu gestalten. Deswegen sind damit auch mehr oder weniger andauernde Erfolge zu erzielen. Denn wir alle sind mit Schöpferkraft ausgestattet, die wir aber nur im Einklang mit der inneren Stimme zu unserem und dem Wohle aller benützen können.

Was bedeutet dies also im Kontext von gesunder Ernährung? Was ist dann wirklich wahr und was nicht?

Zu aller erst müssen wir die im Intellekt einprogrammierte Vorstellung von falsch und richtig, gesund - ungesund usw. vergessen, denn diese Vorstellung wurde über äußerlich manipulierte Gedankenkraft bestärkt und in Ihnen zur allgemeingültigen Wahrheit erklärt. Alles, was sie jedoch äußerlich, sei es über den Verstand oder die äußeren Sinne und Empfindungen von außen aufnehmen, unterliegt der Macht des Egos. Ihr Egobewusstsein sagt z.B. Vollkornbrot ist gesünder als Kuchen und deklariert diese Aussage als Wahrheit, was ja auch scheinbar stimmt. Über unsere Gedankenkraft ist diese Information sowohl in unserem Körper und Zellen gespeichert, die dadurch natürlich durch Evaluation[4] in ernährungswissenschaftlichen Untersuchungen belegbar werden. Da hier jedoch die Macht unserer Gedanken aus dem Egobewusstsein entsprungen ist und nicht aus dem reinen Geist, kann nur eine Täuschung vorliegen. Täuschung deshalb, weil wir unsere Gedankenkraft nicht im Einklang mit dem seelischen Sein, dem Ganzen nutzen und damit auch nicht die Wahrheit denken und leben. Würde es der Wahrheit entsprechen, müssten wir heute wesentlich größere Erfolge im Bereich Gesundheit und Ernährung haben.

Denn, um es an dieser Stelle kurz anzumerken, auch das Phänomen der Krankheit ist erst durch die Trennung des reinen Geistes entstanden. Gesundheit und Krankheit sind ebenfalls diametrale Pole, eine Polarisierung in besser - schlechter, gut - schlecht ist erst in der Identifizierung mit dem Ego lebendig geworden. Im göttlichen Sein, das wir alle auch sind, im reinen Geist ist weder Krankheit noch Heilung notwendig. D.h. erst mit der Trennung ist Krankheit entstanden.

Wie können wir uns von unserer Krankheit, die im Wesentlichen in der Identifizierung mit dem Ego besteht, wirklich heilen?

Wir haben wie gesagt alle eine Seele, eine Seele, die mit Schöpferkraft ausgestattet ist und ebenso wie das Ego in uns weilt und zu uns spricht. Es ist uns freigestellt, auf welche Stimme wir hören, über welche Sinne, die äußeren oder inneren, wir Informationen aufnehmen und empfangen wollen. Frei steht uns auch, wem von beiden wir vertrauen wollen - unserem Ego oder unserer Seele. Wir haben immer die Wahl, uns nach außen zu wenden und versuchen, das, was andere (das Ego) glauben, was gesund für uns sei, zu beflogen und danach zu handeln - oder unsere Aufmerksamkeit nach innen zu richten, unserer Seele zu. Die wahrhaft gesunde Ernährung für unsere einzigartige Seele werden wir im Außen nicht finden, auch nicht wirkliche Heilung von Krankheit und Tod. Auch nicht in Erkenntnissen, Empfehlungen oder sonstigem über Ernährung von anderen, Heilung geht nur über den Weg zu uns selbst. Niemand

[4] Bewertung, Bestimmung des Wertes

außer ihnen selbst kann daher wissen, was gut, schlecht, gesund usw. für sie ist außer sie selbst. Jeder muss es aus sich selbst heraus entwickeln, was ihn wirklich gut und ganzheitlich nährt, was Körper und Seele nährt. Es wird ihnen nicht helfen, sich weiterhin an andere zu wenden, in der Hoffnung, dass andere wissen, was sie nicht wissen. Der einzige, der vielleicht davon etwas hat, ist ihr Ego, das ihnen damit sagt, wie dumm, schwach, klein und hilflos sie sind. Ihr Erfolg mit dieser Methode wird sein, dass sie mehr körperliches Leid und Schmerz sowie Gefühle von Trauer und Angst erfahren. Wenden sie sich aber ihrer Seele zu, werden sie sich immer mehr als erfahrener Meister erleben, als Magier, der groß, stark, intelligent, kreativ und intuitiv jede Situation exzellent meistert. Erkennen sie endlich an, dass sie Kraft ihres Geistes zu wahrhaft göttlichem Schaffen fähig sind und nutzen sie diese Fähigkeit für sich selbst und andere im Einklang mit dem Ganzen. Der Erfolg wird nicht ausbleiben, das versichere ich ihnen, und es wird endlich Friede und Freude zurückkehren. Äußere Unterstützung ist lediglich hilfreich, wenn diese sie ihren eigenen inneren Selbstheilungskräften näher bringt und damit ihr inneres Wissen aktiviert.

Gedankenkraft und Diäten

Diäten zielen ebenso wie die Vorstellung von gesunder Nahrung und Nahrungsmitteln auf der Basis geistiger Imagination, was ich im Folgenden erklären möchte.

Auch bei jeglicher Art von Diät ist es nicht die Maßnahme, die Nahrung, das Weglassen oder Hinzutun von irgendeinem Nahrungsmittel, Lebensmittel oder einem anderen Produkt, das in Wahrheit die Veränderung oder möglicherweise den Erfolg bringt. Es ist im Wesentlichen die bzw. ihre geistige Energie, ihr Glaube an ein bestimmtes Verfahren, eine bestimmte Methode oder ein Mittel das im Außen, ihrem Körper oder analog beim Gewicht wirkt. Was wirkt, ist das Wunder, das Sie selbst vollbringen, Kraft ihrer Gedanken.

Nehmen wir beispielsweise die vielen fettarmen Diäten, die es gibt. Alle diese Diäten zielen darauf ab, durch die Reduzierung der Fettaufnahme über Nahrungs- und Lebensmitteln an Gewicht zu verlieren. Diese Methode der Gewichtsabnahme basiert also hauptsächlich auf der Einschränkung von Fett in jeglicher Form. „Fett macht dick", ist ein Glaubenssatz, den wir überall Hören und Lesen und vielen sozusagen „in Fleisch und Blut" übergegangen ist. Sie glauben, dass es das Fett ist, das ihre Körperfülle verursacht und damit in der Umkehrung auch wieder abbauen kann. Wer jedoch so glaubt, irrt. Fett alleine kann nichts bewirken, wenn sie ihm nicht die Kraft ihrer Gedanken und ihres Glaubens zu dieser Wirkung verleihen. Es ist die magische Kraft ihres Geistes und des Geistes anderer, die dazu beitragen, dass die Wirkung entsprechend ausfällt. Das Fett oder auch andere Nährstoffe, wie Eiweiß, Vitamine oder Mineralstoffe selbst bewirken gar nichts, denn sie gehören dem körperlich - materiellen an. Sie sind aus sich selbst heraus nicht in der Lage zu schaffen, noch zu verändern.

Alles, was dem Materiellen anhaftet, gehört der Welt des Egos an und unterliegt damit der Täuschung. Da Fett also nicht erschaffen noch verändern kann, kann es auch nicht ihr Gewicht reduzieren oder ihren Körper heilen. Nur der Geist ist zu diesen Taten fähig. Willst du deinen Körper, dein Gewicht wirklich reduzieren, musst du die Ebene wechseln, d.h. nur auf der seelisch - geistigen Ebene kannst du wirklich effektiv langfristig verändern und heilen. Kannst du deinen Körper und dein körperliches Wohlbefinden entsprechend deiner Wünsche verändern. Die möglichen Erfolge von Fett-, Nudel-, Kartoffeldiät ect. ‚Slim Fast', Heilfasten oder anderem profitieren ausschließlich vom Wunder der Gedankenkraft. Alle Diäten, inklusive der Produkte und Medikamente, die auf dem Markt angeboten werden, haben aus sich selbst heraus keinerlei Wirkung und schon gar keinen heilenden Charakter - weder für den Körper noch für die Psyche.

Nütze daher deine geistige Schöpferkraft, die in deiner Seele begründet liegt. Lass dich von deiner Seele, deiner inneren Stimme inspirieren und leiten und folge dem, was deinem wahren seelischen Sein entspringt. Das bedeutet, beginne nicht Nahrung zu reduzieren, einzuteilen oder zu bewerten, sondern Frage nach innen, was gut für dich ist. Frage beispielsweise:

- Was dir im Moment wirklich gut schmecken würde?
- Was dir Freude bereiten würde?
- Was dich glücklich machen würde?
- Was dir Genuss bereiten würde?
- Was deine Liebe zu dir und anderen fördern würde?
- Was dich letztendlich nicht einschränkt oder beengt, sondern was dich in deinem Herzen und deinem Sein bereichert und zufriedener werden ließe?

Nütze deine geistige Kraft im Einklang mit deiner Seele, was gleichbedeutend „die Seele nähren" bedeutet. Nähre in allem was du denkst, tust und lebst deine Seele. Damit nährst und heilst du nicht nur deinen Körper, sondern auch deine Seele und letztlich auch andere.

Was bedeutet satt sein im körperlichen und seelischen Sinne?

Satt sein des Körpers

Ein großer Teil unserer Bevölkerung verbindet mit dem Begriff satt etwas rein körperliches. Satt sein ist für sie der Zustand, wie man sich nach einem guten, reichhaltigen Essen fühlt, was ja auch stimmt. Der Magen ist gefüllt und meldet uns, es ist genug, ich bin voll. Wir bezeichnen dieses Gefühl, das wir dann spüren, in unserem Sprachgebrauch als satt.

Dennoch behaupte ich, dass dies nur einen kleinen Teil dessen ausmacht, was dem Begriff satt zugeordnet werden kann. Satt sein im körperlichen Sinne, wie oben beschrieben, ist nur die Basis. Die Basis, die den Körper nährt und ihn am Leben hält, denn unser Körper ist sterblich. Unsere vielen einzelnen Körperzellen benötigen die in den Lebens- und Nahrungsmitteln enthaltenen Nährstoffe zum Leben und zur Fortpflanzung. Doch in Wahrheit ist es die Energie, das Licht, das uns am Leben erhält. Im Gegensatz zum Körper sind unsere Seele und unser Geist unsterblich, ihnen ist ewiges Leben bestimmt.

Dennoch ist es in unserer Gesellschaft mehrheitlich so, dass sehr viele auf den Erhalt und die Ernährung des Körpers fixiert sind, und weniger auf die Seele, einer Seele, die ewig lebt.

Ist es nicht unser Bedürfnis oder haben wir nur noch nicht gelernt, deren Bedürfnisse wirklich wahrzunehmen?

Schon Maslow spricht von den physiologischen, rein körperlichen Bedürfnissen wie Hunger, Durst, Sex und nennt sie als die in einer hierarchischen Anordnung niedrigsten angeborenen Bedürfnisse. Sind die körperlichen Bedürfnisse befriedigt, haben Bedürfnisse der nächst höheren Stufe Vorrang. Die Anordnung der Bedürfnisse formuliert er folgendermaßen:

6. Transzendenz
5. Selbstverwirklichung
4. Wertschätzung
3. Liebe, Zugehörigkeit
2. Sicherheit
1. Physiologische Bedürfnisse

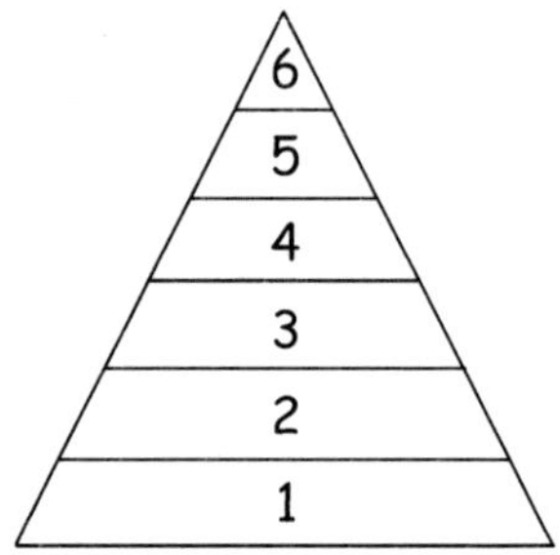

In den letzten Stufen also Selbstverwirklichung und Transzendenz.

Damit widerlegte Maslow 1971 schon, dass der Begriff „satt" nicht ausschließlich die körperliche Ebene beinhaltet, sondern sich nach oben hin fortsetzt. Fortsetzt auf eine immer mehr seelisch - geistigen Ebene, je höher man kommt.

Dennoch haben wir meines Erachtens trotz hoch entwickeltem Wissen und gesellschaftlichen Standards bisher zu wenig versucht uns auch seelisch - geistig zu ernähren.

Was macht es uns so schwer?

Hängen wir zu sehr am Körper, am Materiellen und halten fest an etwas, dass wir kennen und uns Sicherheit verleiht? Versuchen wir deshalb alle anderen Bedürfnisse auch über den Körper und die körperliche Ernährung zu befriedigen? Zum Beispiel das Bedürfnis nach Liebe.

Ein Sprichwort besagt: „Liebe geht durch den Magen". Liebe, Zuneigung über Essen! Liebe über ein gut zubereitetes, reichhaltiges

Mahl und womöglich noch auserlesenen Zutaten?

Körperlich werden wir danach sicherlich ausreichend satt und zufrieden sein, doch ist damit auch die Seele gesättigt?

Haben wir die Seele je gefragt, was für sie zur Sättigung beitragen würde? Oder ist sie uns einfach nicht wichtig genug?

Ich wage zu behaupten, dass es vielleicht auch daran liegt, dass sich viele mit der Seele noch nie oder kaum beschäftigt haben, sich nicht oder kaum mit diesem Thema auseinandergesetzt haben.

Sie ist für viele nicht wirklich vorhanden, da sie nicht sichtbar, greifbar, hörbar, fühlbar ist. Sie ist für sie Tod und doch ist sie in jedem lebendig und will ebenso wie unser Körper genährt, gesehen und gehört werden.

Wenn wir nicht bereit sind unsere seelischen Bedürfnisse wahrzunehmen, zu hören und zu sehen, versucht die Seele sich über andere Kanäle in uns bemerkbar zu machen. Bemerkbar beispielsweise gerade über den Körper, sie bedient sich z.B. der Sprache des Körper oder anderen im Außen liegenden Dingen, Situationen und Menschen und versucht damit in der uns verständlicheren Sprache des körperlich - materiellen, Kontakt zu uns aufzunehmen.

Die Seele will sich damit Gehör verschaffen, weil sie genährt werden und in uns Raum haben will, um sich entfalten und entwickeln zu können.

Die Seele, unser eigentliches Selbst, erzeugt so viel Reibung beispielsweise auf körperliche (Krankheit, Schmerz, Sucht) oder zwischenmenschliche (Konflikte, Stress, Überforderung) Art und Weise, bis wir entweder ihr Anliegen verstehen und uns nach innen wenden, uns ihr zuwenden und hören was es in uns will. Oder sich die Beschwerden verstärken und wir eventuell irgendwann einen körperlichen oder psychischen Zusammenbruch erleiden.

In Wirklichkeit ist es nicht die Seele, die uns Leid, Schmerz und Krankheit zufügen will, sondern es ist unser Ego, das uns davon abhält, zu uns selbst zu finden. Abhält dem nachzugehen, was es in uns will und unsere Seele nährt.

Das Ego verführt uns permanent, führt uns weg von uns selbst, von der Seele und damit dem Licht in uns. Es führt uns weg von unserem wahren Sein, dass uns die Tür öffnet zu unserem Reichtum und Wissen und dem Kontakt zum Universum. Die Seele zu nähren bedeutet den Weg zu sich selbst zu finden und zu gehen, es ist der Weg zurück zum Ursprung des „Göttlichen Lichts".

Wenn es uns gelingt unsere Seele zu nähren, uns nicht nur körperlich, sondern auch seelisch zu nähren und satt zu werden, werden wir nicht nur auf der körperlichen Ebene z.B. Liebe, Zufriedenheit, Glück und Lebensfreude finden, sondern in einer viel umfangreicheren Art und Weise satt werden. Satt im Sinne von Körper, Seele und Geist.

Was hält uns also noch davon ab, uns unserer Seele zuzuwenden? Angst? Unsicherheit? Oder einfach nur das fehlende Wissen, seelische Bedürfnisse wahrzunehmen und spüren zu lernen?

Die Seele spricht zu uns, indem wir uns nach innen wenden und all unsere Sinne nach innen richten. Es geht darum, sich nicht nur auf körperlicher Ebene der Sinne zu bedienen, sondern die Sinne nach innen zu öffnen, und nach innen zu fragen. So werden Sie für jede Situation zu allen Fragen und anstehenden Entscheidungen für sich das richtige tun bzw. eine Antwort finden.

Satt sein in der Sicherheit

Das Bedürfnis nach Sicherheit ist uns Menschen nach wie vor sehr wichtig, obwohl es in unserer Gesellschaft des Wohlstandes und Überflusses eigentlich nicht ganz nachvollziehbar ist. Wir leben im Überfluss und doch haben wir Sicherheitsängste. Wir leben in einer Demokratie mit einem luxuriösen Sozialversicherungssystem und doch fühlen wir uns unsicher. Fast alle haben genügend zu Essen, zu Trinken, haben eine Wohnung, Auto und Familie, Beruf etc. Doch statt wir uns dadurch sicherer fühlen, erzeugt dies tief in uns weitere Angst. Angst um unser Hab und Gut, das wir im Materiellen gefunden haben und uns mehr Sicherheit geben sollte. Um auch dieser Angst zu entrinnen, hat sich unser Ego, der Verstand, die Idee mit den Versicherungen einfallen lassen. So besitzt fast jeder Bürger nicht nur materielle und finanzielle Sicherheiten, sondern verfügt außerdem über beispielsweise eine Auto-, Hausrats-, Hagel- und / oder Unfallversicherung. Damit ist es aber noch nicht genug, selbst unser eigenes Leben können wir versichern und im Falle unseres Todes zu Geld machen. Wir lassen uns immer mehr einfallen, um mehr Garantie für unsere Sicherheit zu erhalten. Alarmanlagen, doppelt gesicherte Türschlösser, Airbags, Kontrollbehörden, Lebensmittelüberwachung etc. Alles recht und gut, wenn wir uns dadurch wirklich vollkommen sicher fühlen würden und ein angstfreies Leben führen könnten. Doch dem ist nicht so, im Gegenteil. Je mehr Absicherung und Kontrolle, desto mehr erscheint es, wächst unsere Angst. Angst beraubt, betrogen, getäuscht oder abgezockt zu werden. Angst missbraucht, hintergangen oder schutzlos jemanden ausgeliefert zu sein. Angst nicht sicher genug zu sein oder krank zu werden.

Und wie es scheint, mehren sich tatsächlich mit unserer Angst auf der anderen Seite die Betrügereien, Ungerechtigkeiten und Unsicherheiten. Selbst durch die obersten Reihen in der Politik und Wirtschaft werden wir durch deren unlautere Geschäfte immer mehr verunsichert. Schlechte Wirtschaftslage, unsichere Arbeitsplätze, unsicheres Einkommen, es scheint, unsere Sicherheiten schwinden zusehends. Wie also Sicherheit gewinnen, in einer Welt, in der scheinbar alles unsicherer wird? Was macht es uns so schwer ein Gefühl von Sicherheit zu bekommen, oder was fehlt uns um vollkommen sicher zu sein?

Sicherheit steht im engen Zusammenhang mit Vertrauen. Wenn sie Vertrauen haben, sind sie sicher. Ein Kind fühlt sich beispielsweise sicher, wenn es im Schoß der Mutter Schutz und Geborgenheit spürt. Es ist ein Gefühl des getragen, gehalten und geliebt seins, was den Säugling in Sicherheit und Vertrauen wiegt. Jedermann sehnt sich deshalb in seinem tiefsten Inneren wieder nach der Geborgenheit im Mutterleib zurück. Geschützt, versorgt und umgeben vom nährenden Fruchtwasser. Jeder Mensch sehnt sich letztlich nach jenem Urzustand zurück, wo ihm vollkommene Sicherheit geboten wird. Diese Sicherheit, dieses Vertrauen, finden wir in uns selbst, in unserer Seele. In unserem wahren Sein entdecken sie ihr wahres zu Hause, das ihnen wahre Sicherheit bietet. In unserem wahren Sein sind wir geborgen, sind wir eins mit dem Göttlichen, was jegliche Angst und Unsicherheit unbegründet macht, denn wir genießen den Schutz unserer Schöpfung.

Die Angst entspringt dem Ego. Das Ego hat immer Angst, ist sich seiner selbst nie sicher, weil es nicht wirklich existiert. Wir selbst haben es in der Identifikation mit dem Ego erst erschaffen, haben ihm dadurch ein Leben verliehen. In jedem Moment, wo sie sich von ihrem Ego abwenden und sich ihrer anderen, inneren Stimme zuwenden, wird Angst seine Antwort sein. Ihr Ego wird alles versuchen, ihnen ihre wahre Sicherheit auszureden. Es wird sich über den Verstand, Wissen und Erkenntnisse wehren und versuchen, sie zu überzeugen, das sie nicht recht haben und ihre inneren Gefühle, diese Stimme, die zu ihnen spricht, keines Vertrauens wert ist. Es wird ein harter Kampf, den das Ego mit ihnen führen wird, um sie eines Besseren zu belehren. Der Weg zu ihnen selbst hat unweigerlich das Aufgeben ihres falschen Freundes zur Folge. Ein Freud, wie sie irgendwann erkennen werden, der sich in Wahrheit als ihr Feind entpuppen wird.

Je mehr Vertrauen und Sicherheit sie in ihre innere Stimme legen, desto sicherer werden sie in sich und mit sich sein. Sicher in ihrem Denken über sich und das, was sie tun, in ihrer Liebe zu sich und den Beziehungen, die sie eingehen. In ihren Wünschen und Bedürfnissen und darin, dass diese für sie in Erfüllung gehen. Im Einklang mit ihrer inneren Stimme wird sich alles zu ihrer vollkommenen Zufriedenheit entwickeln. Sie werden sich schließlich in ihrer eigenen Sicherheit mit der ganzen Welt geborgen und getragen fühlen.

Wenn sie ihr eigenes, sicheres Haus des Reichtums entdeckt haben und nützen, werden sie den ersehnten Wohlstand auch äußerlich leben und genießen können.

Angst vor Krankheit und Tod

Trotz unseres Wohlstandes und des Nahrungsmittelüberflusses haben wir heute immer mehr Angst vor Krankheit und Tod. Wir haben zwar durch Ernährungsforschung, ausgewogene Ernährung und z.B. materielle Bedingungen unsere Lebenszeit verlängert und den Tod damit etwas nach hinten verschoben, die Problematik des Sterbens dadurch jedoch nicht aufgehoben. Im Gegenteil: Wir haben im Festhalten am irdischen Leben neue Probleme geschaffen. Die höhere Lebenserwartung führt z.B. zur Überalterung der Bevölkerung und verstärkten Belastungen unseres Sozialversicherungssystems. Von der Angst vor Krankheit und Tod sind wir trotz fortschreitendem medizinischen und pharmakologischen Wissen, gesünderer Ernährung und sonstigem nicht kuriert. Im Gegenteil, die Angst nimmt eher zu. Doch wer oder was gibt ihnen die Sicherheit oder nimmt ihnen die Angst davor? Ist es die gesunde Ernährung, der Arzt, das Medikament ect? Garantiert ihnen dies ewige Gesundheit, ewiges Leben? Oder ist es eher so, dass das eine oder andere zwar kurzfristig Besserung (Heilung eines Infekts oder eines anderen Leidens) verspricht, daraus aber bereits schon eine neue Angst, eine neue Unsicherheit entspringt?

Die Angst beispielsweise wieder krank zu werden, etwas Falsches zu essen, zu tun, nicht genügend Bewegung, Vitamine, Ruhe etc. zu bekommen. Wo ist da ihr Vertrauen, ihre Sicherheit geblieben? Oder besser gefragt: Was lässt sie immer wieder zweifeln und versetzt sie weiterhin in Angst? Ist es die Angst irgendwann doch zu sterben? Eine berechtigte Angst des Egos, nicht aber ihrer Seele. Es entspricht der Wahrheit, dass unser Körper, die Wohnstätte des Egos, nicht ewig lebt, sondern wie alles der irdischen Welt angehörige dem Sterben, Wandel und Verfall unterliegt. Stirbt der Körper, so stirbt auch das Ego und daraus resultiert unsere eigentliche Angst und Unsicherheit. Diese Angst verfolgt uns unser ganzes Leben lang, sie treibt uns an, noch gesünder zu leben, zu essen, die

Nahrung zu kontrollieren, einzuteilen, zu bewerten und Forschungen zu betreiben. In unserem wahren seelischen Sein existiert Tod und Krankheit nicht, im Erkennen unseres Selbst können wir uns von sämtlichen Krankheiten befreien. Vertrauen sie ihrer inneren Stimme und sie werden frei sein von Angst. Selbst den Tod werden sie überwinden, denn sie sind nicht das Ego.

Satt sein in der Wertschätzung

Satt sind viele Menschen heute außerdem in Sachen Pflichten, Stress, Verantwortung und Leistungsdruck. Hinzu kommt durch die allgemein schlechte Wirtschaftslage bei vielen die Angst vor dem Jobverlust und den daraus resultierenden finanziellen Einbußen. Der Personalabbau bedingt Mehrarbeit für „die Glücklichen", die noch arbeiten dürfen und von dem Gang zum Arbeitsamt bisher verschont geblieben sind. Sie haben zwar noch finanzielle Sicherheiten und fühlen sich wahrscheinlich in ihrem Selbstwert bestärkt, da sie nicht zu den Entlassenen gehören, aber zu welchem Preis? Die arbeitende Klasse wird zunehmend konfrontiert mit Stress, Zeitdruck und Druck von Seiten der Vorgesetzten sowie der Kunden. Oft ist es die Angst, die Sicherheit des Arbeitsplatzes doch noch zu verlieren, die die überforderten, überreizten Menschen in ihrer Arbeit zusätzlich belasten und nicht deren Wohlbefinden und Gesundheit fördern. Nicht selten wird die Person in ihrem beruflichen Alltag außerdem von familiären und partnerschaftlichen Pflichten und Verantwortung strapaziert.

Frauen sehen sich nach wie vor noch mit ihrer Doppelbelastung von Familie und Beruf konfrontiert. Organisation von Kinderbetreuung, Einkaufen, Kochen, Haushalt und dann noch das tagtägliche Pensum an Aufgaben und Pflichten im Beruf. Schließlich dann abends noch schnell - abgekämpft von der Arbeit - in den Supermarkt hetzen, um zumindest den leeren Kühlschrank aufzufüllen. Geschweige denn, mal an sich selbst zu denken, was es da alles aufzufüllen gäbe.

Aus dem riesigen Angebot nach einem anstrengenden Tag noch das zu finden, was man gerade braucht oder vielleicht gerne hätte, erfordert nochmals Zeit, Geduld und strapaziert das ohnehin schon angekratzte Nervenkostüm. Am Ende des Tages benötigen die Kinder noch etwas Zuwendung und Streicheleinheiten oder gar Hilfe bei den Hausaufgaben etc. Da ist zu Fragen, wo da noch die Frau oder der Mann am Ende eines arbeitsreichen Tages selbst bleibt. So satt vom Alltag, all dem, was täglich Mann oder Frau abverlangt wird, haben viele zu später Stunde nur noch das Bedürfnis nach Ruhe und Schlaf.

So oder ähnlich geht es vielen berufstätigen Frauen und Männern. Sie erfahren „satt sein" von einer ganz anderen Seite. Sie sind satt im Sinne von Belastungen, Stress und teilweise Überforderung. Satt von „Äußerem", das tagtäglich auf sie einwirkt und ihnen physischen und psychischen Einsatz, Kraft und Energie abverlangt.

Verständlich, wenn so mancher Berufstätige ab und an neidisch oder ärgerlich auf die Arbeitslosen schaut, sie gar als Taugenichtse und Faulenzer beschimpft, die nur den Staat ausnützen und auf dessen Kosten leben. Unbewusst fühlen sie sich jedoch selbst ausgenützt. Sie sind in Wirklichkeit ärgerlich und wütend auf sich selbst, da sie schließlich selbst so viel von sich verlangen und Druck und Stress aufbauen. Es ist allerdings leichter die eigene Nachlässigkeit und eigene Fehler über Projektion an anderen abzureagieren, statt sich mit seinem eigenen Mangel näher zu befassen.

Dieser Mangel resultiert unter anderem aus unserer gelernten Haltung: „Nur wenn ich viel leiste, bin ich wert". Doch das angenehme Gefühl wert zu sein, geliebt und angenommen zu sein, erfährt man in der Identifikation mit dem Ego nicht wirklich bzw. hat es wenn, dann nur für kurze Dauer. Das Ego selbst kennt den wahren Wert unseres seelischen Seins nicht und würde ihn niemals anerkennen, weil er aus unserem Mangelgefühl seine Existenzgrundlage zieht. In unserem wahren, göttlichen Sein, das im Seelischen begründet liegt, sind wir wertvolle, liebevolle Geschöpfe Gottes.

Schaut man genauer hin, so unterscheidet sich die Situation der Berufstätigen nicht wesentlich von der eines Arbeitslosen. Lediglich kommt der Druck nicht vom vorgesetzten Chef oder Arbeitgeber, sondern vom Sachbearbeiter des Arbeitsamtes oder Sozialamtes und dem Staat. Stress bedeutet für diesen Personenkreis nicht arbeiten zu dürfen, wollen oder nicht zu können. Ihre Situation lässt es nicht zu, dass sie sich mit Arbeit ablenken können, was sie hart mit sich selbst konfrontiert. Daraus resultiert wiederum eine Egobestimmte abwertende Haltung sich selbst gegenüber, lässt sie sich nichtig, klein, schwach und wertlos fühlen.

Wir alle, ohne Ausnahme, haben in der Identifikation mit dem Ego gelernt, dass derjenige, der keine Leistung bringt und nicht arbeitet, nichts wert ist.

Bei Arbeitslosen ist es außerdem nicht mehr die Angst vor Kündigung, Geld- oder Prestigeverlust, sondern die Angst rutscht eine Ebene tiefer, d.h. es geht in diesem Stadium schon um existentiellere Dinge, wie die aus finanziellem Abstieg resultierende Angst vor Wohnungsverlust, ehe- und partnerschaftliche Krisen oder gar Trennung etc. Je ernster die Lage wird, desto größer die Angst. Oft verschaffen sich diese Menschen über Alkohol oder andere Rauschmittel etwas Entlastung, um dem Druck und der Last ihres momentanen Lebens zu entfliehen. Doch auch diese Erleichterung ist nur von kurzer Dauer. Auch in diesem zweiten Beispiel führen Stress, Druck und Verlustängste zu einer Sättigung im negativen Sinne. Überall werden sie damit konfrontiert, angefangen von der eigenen Familie, Freunden bis hin zu Behörden und letztlich der ganzen Bevölkerung. Was sie sehen, erkennen und deuten, ist immer dasselbe Bild, dieselbe Information über sich. Überall, wo sie hinschauen, sehen sie ihren seelischen Spiegel, der ihnen ihren eigenen Mangel aufzeigt. Als Arbeitsloser ist es teilweise noch schwerer, sich als wertvollen Menschen anzunehmen und anzuerkennen. Viel öfter denunzieren sich diese Menschen selbst noch mehr und spinnen den Faden der Selbstabwertung und negativen Verurteilung ihrer selbst weiter. Ihr Ego wertet sie also weiter ab und kämpft auf der Seite des Untergangs.

Man könnte hier weitere Beispiele bringen, aus denen deutlich hervorgeht, wie wir uns mit Druck, Stress, Konsum in Form von Lebensmitteln, Informationen, Ausbildungen, Freizeitaktivitäten usw. übersättigen. Selbst Kinder lernen es schon auf diese Art und Weise genährt und gesättigt zu werden. Vom Leistungsdenken und Druck sind auch sie nicht frei. In der Schule steigen von Jahr zu Jahr die Anforderungen und verlangen von den Kindern immer mehr. Selbst im Kindergarten dürfen sie nicht mehr einfach Kind sein, sondern sie werden mit Lernstoff abgefüllt. Schreiben, Lesen und Fremdsprachen sollen sie jetzt schon im Kindergarten lernen und können. Für die Besten, die Genies, gibt es spezielle Einrichtungen, die die Möglichkeit bieten, begabte Kinder in ihren Fähigkeiten zu fördern und sie für die Nützlichkeit unseres Staates und unserer Gesellschaft zu formen. Sehr früh werden Kinder schon fremdgesteuert, für die Bedürfnisse und Wünsche der erwachsenen Welt gefordert und gefördert. Eltern selbst fühlen sich meist in ihrem eigenen Selbstwert gestreichelt, wenn ihre Kinder den gesellschaftlichen Anforderungen und Leistungen in überdurchschnittlichem Maße nachkommen. Wer fragt denn eigentlich, was das Kind will, nach deren persönlichen Bedürfnissen und Wünschen? Selbst die kindliche Seele ist von Bildern, Eindrücken und Empfindungen der materiellen, irdischen Welt so überlagert, dass sie wie die Erwachsenen ihr wahres seelisches Sein, dass was sie ihrem göttlichen Ursprung nach sind, nicht erkennen und zu nähren vermögen. Gesättigt von „Äußerem" geben sich viele Menschen ob Erwachsene oder Kinder, Berufstätige, Arbeitslose oder andere damit zufrieden. Unbewusst spüren viele aber immer wieder eine Leere in sich. Dieses Gefühl der Leere nehmen sie am ehesten in den seltenen Stunden und Minuten, in denen sie zur Ruhe kommen, wahr. Einerseits bedrängt durch Stress und Hektik fehlt das Bedürfnis nach Alleinsein und Ausspannen, anderseits können sie dann die Stille nicht lange aushalten. In der Stille, wenn sie sich tatsächlich dieser Stille öffnen, bekommen sie Kontakt zu ihrer inneren Stimme, ihrem wahren Sein und spüren evtl. ihre Leere, Mangel oder Unzufriedenheit. Wenn sie es zulassen und nach innen hören, werden sie über ihre innere Stimme herausfinden, was sie im Moment benötigen und sie wirklich satt und zufrieden macht. Satt macht im seelischen Sinne.

Worin liegt nun der Unterschied von satt sein im seelischen Sinne und satt sein im rein äußerlichen Sinne der materiell - körperlich geprägten Welt?

Im Kontext von Arbeit und Leistung geht es um das Satt-Sein im Sinne von Wert-Sein. Jeder Mensch, ohne Ausnahme, hat das Bedürfnis wertgeschätzt zu werden und in seinem Wert-Sein von anderen anerkannt zu werden. Doch wie erreichen sie diesen Wert? Die meisten Menschen dieser Erde glauben, sie müssten etwas tun, etwas leisten, um sich diesen Wert und die Anerkennung quasi zu verdienen. Sie alle erkennen nicht, dass ihnen dieser Wert, um den sie so verzweifelt ringen, bereits mit in die Wiege gelegt wurde. Stattdessen versuchen sie über andere, über Leistung oder andere Opfer einen Gewinn zu erzielen. Nicht selten überkommt sie jedoch dabei das Gefühl abgelehnt zu werden, oder sie erfahren Ablehnung direkt in zwischenmenschlichen Beziehungen. Enttäuschungen bleiben also bei der äußeren Bedürfnisbefriedigung von Anerkennung und Wertschätzung nicht aus. Im wahren Sein der Seele ist jeder Mensch wertvoll, erst wenn sie dies erkennen und begreifen, können sie äußere Abhängigkeiten loslassen und sich auf ihre eigenen Werte besinnen. In ihrer Seele tragen sie dieses besonders Wertvolle bei sich.

Jegliches Suchen im Außen ist daher sinnlos. Im Erkennen dieser Wahrheit nähren sie ihre Seele, nähren sie sich selbst. Nur dadurch befreien sie sich vom endlosen Hunger nach Wertschätzung und Anerkennung und der Suche nach Befriedigung im Außen. Satt werden sie nur über den inneren Weg, alles andere führt sie früher oder später wieder in die Sackgasse, bzw. werden sie nie satt. Ihr eigener Wert ist nicht im Außen zu finden, er liegt in ihrer Seele begraben und will dort ausgegraben und von ihnen zum Leben erweckt werden.

Satt sein in der Liebe

Ein weiterer Aspekt, der mit dem Begriff Satt-Sein im Zusammenhang steht, ist das Bedürfnis nach Liebe.

Fühlen wir uns nicht nur anerkannt und wertgeschätzt, sondern auch geliebt, empfinden wir dies als vollkommenes Glück auf Erden. Jeder Mensch strebt nach Liebe. Ein frisch verliebtes Paar zum Beispiel verspürt keinen Hunger mehr, sie sind in ihrer gegenseitigen Liebe und Zuneigung ausreichend gesättigt und versorgt.

Es gibt viele Möglichkeiten, wie Menschen versuchen, ihr Bedürfnis nach Liebe zu nähren. Eine Variante besteht darin, über Fleiß, Tüchtigkeit oder Leistung sich die nötigen Streicheleinheiten und das Bedürfnis nach Liebe zu erwerben. In diesem aktiven Verhalten sind diese Menschen bemüht, bereitwillig vieles zu tun, um Erfolg zu haben. Schon Kinder bedienen sich dieses Mittels beispielsweise helfen sie im Haushalt, passen auf die kleineren Geschwister auf oder versuchen sich in anderer Form nützlich zu machen, um von Eltern und Erwachsenen im Gegenzug Liebe zu bekommen. Diese gelernten Verhaltensmuster sind dann auch häufig im Erwachsenenalter, in Beruf und Partnerschaft zu erkennen.

Liebe wird bei diesen Menschen oft mit der gegenseitigen Übernahme von Pflichten und Verantwortung verwechselt. Solche Beziehungen können mit unter ganz gut funktionieren, wenn die beiden Partner in diesem Sinne funktional sind. Funktionieren hat aber nichts mit Liebe zu tun. Konflikte in funktionalen Liebesbeziehungen sind immer dann zu erwarten, wenn einer der Partner seiner Funktionalität im Sinne der Erwartungen und Wünsche des anderen nicht nachkommt und erfüllt. Solche Beziehungen bauen ihr Fundament aus benutzen und benutzt werden auf, was sie im tiefsten Inneren auch wissen. In dieser Art Abhängigkeitsverhältnis werden sie in Konflikten immer wieder mit ihrer eigenen Problematik konfrontiert. Dem Satz, der da heißt: Geliebt bin ich nur, wenn ich leiste, wenn ich tüchtig bin, wenn ich Verantwortung übernehme -

oder so ähnlich. Sie müssen also irgendwie sein dürfen oder können, aber nicht sie selbst sein, weil sie sich selbst, ihr wahres Sein, die Liebe nicht kennen. Wie sollen sie Liebe geben und nehmen, wenn sie nichts von der Liebe wissen? Ein Topf, der leer ist, kann nichts füllen. Daher geht das Bemühen um Liebe über andere Personen, Dinge oder ein bestimmtes Verhalten, um zu gefallen, immer wieder leer aus. Denn Haben wollen ist nicht Sein.

Haben wollen heißt besitzen und benutzen wollen, aber nicht lieben. Da ist es nicht verwunderlich, dass das Bedürfnis nach Liebe immer wieder enttäuscht wird. Sie versuchen entweder in der Pflichterfüllung in Beruf oder Haushalt zu glänzen, um vom Partner/-in geliebt zu werden oder fühlen sich gar in der Verantwortung für den anderen. Sie wiegen sich in dem Glauben, wenn sie so viel für den anderen tun, muss er mich lieben. Daraus resultiert eine Art erpresserische Liebe, die nichts mit wahrer Liebe gemeinsam hat. Je mehr sie sich anstrengen, leisten, bemühen - immer wieder werden sie das Gefühl haben oder die Erfahrung machen zurückgewiesen oder abgelehnt zu werden. Sie selbst bleiben mit dem Gefühl nicht geliebt zu sein allein zurück, so scheitern oft immer wieder Partnerschaften und enden mit Trennung.

Müssen, wollen, sollen gibt es in der wahren Liebe nicht. Liebe ist einfach da oder eben nicht. Sie kann nicht erzwungen oder erarbeitet werden. Sie ist das Licht, dass in ihrem Herzen brennt und strahlt, wenn zwei Seelen sich berühren. Die Liebe ist immer schon da gewesen, in ihnen, in ihrem seelischen Sein sind sie Liebe, göttliche Liebe. Erst, wenn sie die Liebe zu sich selbst, ihrem wahren Sein, ihrem Körper und allem, was sie sind, bejahen können, sind sie bereit für die Liebe. Denn dann sind sie selbst voller Liebe und können aus der Fülle heraus geben. Wenn sie eine Beziehung eingehen, weil sie Liebe verschenken können, weil sie so viel haben, ist das etwas ganz anderes, als wenn das Motiv zur Liebe der eigene Mangel ist. Nur, wenn sie sich selbst in der Liebe nähren und finden und die Liebe ihrer Seele erkennen, wird die Freude und Liebe eine unversiegbare Quelle ihres ganzen Lebens werden.

Die meisten Menschen jedoch suchen das liebevolle angenommen sein in einem anderen Menschen und nicht zu aller erst bei sich selbst, was weder den anderen noch sie selbst nährt. Es nährt sie nicht nur nicht, es schadet mehr. Sie bekämpfen im anderen, im Partner, ihre eigenen nicht geliebten Anteile. Hass und Wut fällt irgendwann wieder auf sie selbst zurück und hinterlässt statt Liebe nur Trauer und Schmerz. Es ist auch der Schmerz und die Trauer der Seele, deren wahre Schätze nicht gesehen werden. Unbewusst ist es die Angst und Unsicherheit vor dem eigenen enormen Energiepotential, das im Verborgenen schlummert und dort begrenzt und festgehalten wird. Energie, die begrenzt wird, stirbt. Feuer, das abgedeckt wird, geht aus.

Ich unterscheide noch eine andere Form, eine eher passive Form, wie Menschen versuchen Liebe zu geben und zu bekommen. In dem Bemühen geliebt zu werden, versuchen diese Menschen fast alles, lassen sich sogar selbst quälen. Sie sehen sich als klein, schwach und minderwertig und versuchen in einer unterwürfigen Haltung ihren Mangel auszugleichen bzw. geliebt zu werden. Personen dieses masochistischen Typs suchen sich oft ihr Pendant im Sadisten. Sie selbst haben kaum Wünsche, sie sind glücklich, wenn sie die Wünsche des anderen erfüllen können, ihn umsorgen und verwöhnen können. Und das Ganze nur um selbst das Gefühl zu haben, geliebt zu sein. Sie werden so zu Opfern ihrer selbst, fordern immer mehr von sich ab und sind in dem Glauben, über das Glück und die Zufriedenheit anderer selbst etwas Liebe und Anerkennung zu bekommen.

Um geliebt zu werden, sind Masochisten bereit sich selbst zu verleugnen, ihre eigenen Wunsche und Bedürfnisse zugunsten anderer aufzugeben oder sie unterdrücken sie bewusst bzw. unbewusst. Im Glauben aus sich selbst heraus nicht wert zu sein geliebt zu werden, sind sie permanent darauf fokussiert im Denken und Handeln andere fürsorglich und liebevoll zu umsorgen. Wenn sie auch manchmal eine gewisse Dankbarkeit und Zuwendung erfahren, wird ihr Defizit an Liebe nicht geringer. Ihr Mangel bleibt erhalten und sie sind immer wieder aufs Neue frustriert. Früher oder später führt diese andauernde Schieflage bei manchen zur Resignation. Permanentes Helfen und Geben aus der Leere heraus, endet oft z.B.

in sozialen Berufen im Burnout oder psychosomatischen Krankheiten. Unbewusst drückt sich der seelische Mangel, der Mangel an eigener Liebe und Zuwendung, auf der körperlichen Ebene aus. Über körperliche oder psychische Gebrechen wird der seelische Wunsch nach außen offen und will genährt werden.

Im Kranksein erhalten sie dann eventuell die ersehnte Zuwendung wenn auch manchmal nur vom Arzt. Doch ein Arzt hat meist nicht die Zeit, Geduld oder das nötige Einfühlungsvermögen und schreibt als Ersatz für das Bedürfnis nach Liebe und Zuwendung ein Rezept aus. Psychopharmaka und andere Pillen sollen das Leben aufhellen, sind aber letztlich nur die Flucht in die Sucht oder die Flucht vor sich selbst.

Im Prinzip wird auch hier das Motiv einer erzwungenen Liebe deutlich, die von anderen Liebe erwartet und einfordert. Jegliches Bemühen und Opfern nährt sie nicht, ihr Mangel und die Sehnsucht nach Liebe bleiben ihnen erhalten. Die Fülle der Liebe tragen sie im Herzen. Im Erkennen ihres wahren seelischen Seins und dem Bewusstsein, dass sie Liebe sind, wird jedes Agieren im Außen, jedes Suchen bei anderen unnötig.

Wenn sie die Tür zu ihrer eigenen Liebe öffnen und in diesem Sein anderen begegnen, kann Liebe fließen, denn sie geben aus ihrer Fülle heraus. Ihre innere Stimme kann ihnen den Weg zu ihrer eigenen Quelle der Liebe weisen. Dort, in ihrer Seele, werden sie finden, was sie so lange schon gesucht haben.

Alleinsein, Einsam sein, ist ein weiterer Aspekt, warum wir in der Liebe nicht wirklich Erfolg haben. Denn die meisten Menschen gehen aus Angst vor Einsamkeit eine Beziehung ein. Die meisten Menschen flüchten vor Einsamkeit, obwohl Alleinsein unserer wahren Natur entspricht. Da sich viele selbst nicht bewusst sind, werten sie Einsamkeit ab, was analog eine Abwertung ihres eigentlichen seelischen Seins bedeutet. Sie flüchten vor sich und suchen den Kontakt in den großen Menschenmengen, um sich darin ganz zu verlieren. Sie setzen Alleinsein mit Mangel gleich, mit etwas armseligem, schlechtem und bezeichnen es irrtümlich als Einsamkeit. Es ist ihr Ego, das sie treibt und in die Irre führen möchte. Es ist ihr Ego, das sagt, was sie brauchen, um glücklich und geliebt zu werden. So sind sie im Glauben, dass Liebe und zu lieben bedeutet, einen Ehemann/-frau zu haben, eine Familie, Kinder und Freunde. Wenn sie dies nun alles haben, wird ihnen ihr Ego weitere Anweisungen geben, wonach sie zu streben haben, um glücklich und zufrieden zu sein. Sie rennen so dem Glück und der Liebe hinterher. Sie lernen zu haben, aber nicht zu sein. Sie versuchen der Einsamkeit zu entkommen, sind es unbewusst aber doch. In den jungen Jahren gelingt es ihnen noch, vor sich selbst zu fliehen. Sie nehmen es in Kauf nach der Arbeit gestresst und abgehetzt noch zum Sport, in Kneipen oder Diskotheken zu rennen und an Wochenenden und in den Ferien in Kilometer langen Staus zu stehen. Selbst die überfüllten Strände und Städte sind ihnen nicht zu viel. Doch was ist im Alter, wenn die Kinder aus dem Haus sind, nichts mehr von innen wissen wollen oder demselben Stress verfallen sind. Was, wenn ihr Körper ihre eigene Beweglichkeit sukzessive einschränkt. Dann werden sie wieder mit der Einsamkeit und sich selbst konfrontiert. Daraus wird ersichtlich, dass wir uns selbst, unserem seelischen Sein, nicht entkommen können und letztlich derjenige gewinnt, der sich schon früh mit sich selbst befasst hat.

Beziehungen, die also aus der Angst vor Einsamkeit eingegangen werden, sind auf Dauer immer unbefriedigend. Denn es ist nicht Liebe, sondern Angst, die sie verbindet. In der Angst vor dir selbst versteckst du dich hinter einer Partnerschaft, einer Familie und erfüllst brav die gesellschaftlichen Erwartungen und Pflichten, nur um nicht alleine zu sein. Gehorchst deinem Ego, der Stimme der Angst, um dein wahres Sein, deiner Liebe nicht begegnen zu müssen. Wie aber Liebe geben, wenn sie ihrer Liebe permanent ausweichen?

Sie benützen lieber andere, nur um selbst nicht einsam zu sein. Wenn sie den anderen benutzen, machen sie ihn unfrei und gleichzeitig schränken sie sich selbst ein, weil sie abhängig sind von der Liebe und Nähe des anderen. Brauchen hat etwas mit Habenwollen zu tun, so wie ein Kind, das Liebe und Nahrung von der Mutter braucht. Ein reifer Mensch braucht keine Liebe, sondern kann Liebe geben. Es macht ihn glücklich aus seiner Fülle heraus Liebe geben zu können und er erfreut sich am Lachen und der Freude des anderen, er erwartet nichts zurück und geht keinen Tauschhandel ein.

Liebe kann sich nicht entfalten, wo Angst und Einsamkeit zu Hause sind. Wenn sie zum Kern ihres Seins vorgedrungen sind und erkennen, dass sie Liebe sind, strahlen sie diese Energie auch äußerlich aus.

Wichtigste Voraussetzung, um eine fruchtbare Beziehung in Liebe eingehen und miteinander teilen zu können, ist daher sich in seinem wahren Sein zu nähren. Dazu müssen sie erst erkennen, dass sie eine Seele haben bzw. dass sie eine Seele sind. Erkennen verlangt das Aufgeben ihres Egos und dem Bild, das sie von sich geschaffen haben. Einem Bild, dass sich ausschließlich über den Körper, den Verstand und dem was sie Haben identifiziert.

Andere benutzen, beherrschen oder besitzen wollen, wird dann nicht mehr nötig sein, denn jeder darf Sein und wird in seinem wahren, seelischen Sein angenommen.

Indem du dich selbst in deiner Liebe gibst, gibst du wirklich, alles andere hat nichts mit wahrer Liebe zu tun. Nährst du die Liebe zu dir, nährst du die Liebe zu anderen, letzten Endes zur ganzen Welt.

Im Streben nach Vollkommenheit haben die meisten Menschen ausreichend zu Essen, sie besitzen eine Wohnung oder ein Haus, haben Familie, Freunde, einen Beruf. Haben zumindest das Gefühl in Ehe oder Partnerschaft wertgeschätzt und geliebt zu werden. All dies haben sie im Leben schon erreicht. Und doch spüren viele, dass sie nicht wirklich vollkommen satt sind. Ihr Suchprozess nach neuen Herausforderungen geht weiter. Sie suchen nach neuen Reizen die den beruflichen oder privaten Alltag aufheitern, suchen das Risiko, den Kick in Sport und in Freizeitattraktionen. Neue Bilder, Empfindungen oder Informationen über Urlaub, Kultur, Bildung, Zeitung und Fernsehen etc. Es ist immer wieder nicht genug, was sie erreicht haben, was sie besitzen und geschaffen haben, oder es ist nicht genug was sie sind.

Dies ist der springende Punkt, wo sie langsam erkennen müssten, dass ein weiteres Suchen nach Befriedigung im Außen sinnlos ist. Damit sie wirklich zufrieden und satt werden, reicht die materielle - körperliche Welt nicht mehr aus. Sie sind in einer Sackgasse angelangt in der nur eine Drehung ihrer Blickrichtung um 180° ihre eigene Entwicklung voranbringen kann. Der eine oder andere spürt in diesem Entwicklungsstadium tief in sich vielleicht, dass der Konsum und Überfluss der äußerlichen Welt ihm nicht mehr viel bietet, sie ihn nicht wirklich sättigt. Sie bietet uns zwar köstliche Nahrungsmittel, Sicherheiten in Haus und Garten, Geld mit dem sie sich fast alles kaufen können. Es ist inzwischen sogar möglich sich Kinder und Frauen zu kaufen. Selbst Liebe wird erkauft. Aber sind sie damit glücklich und zufrieden? Ist es das, was sie in ihrem innersten Sein befriedigt? Diejenigen, die nach innen spüren und die zu sich selbst ehrlich sind, kennen die Antwort.

Sie haben vielleicht in ihrem bisherigen Leben viel erreicht, Beruf, Familie, Freunde, Hobby etc. Sie haben viel. Aber fühlen sie sich auch so? Fühlen sie sich auch ohne ihren Besitz als einen liebevollen, wertvollen Menschen? Oder identifizieren sie sich bewusst oder unbewusst mit ihrem Geld, ihrem Haus oder ihrem Beruf? In unserer leistungsorientierten Welt ist es für viele wichtig, sich über den Beruf zu definieren. Sie sind dann in erster Linie Arzt/ Ärztin, Ingenieur/in oder Psychologe/Psychologin. Sie verstecken sich hinter ihrem beruflichen Status, weil sie ihre wahre Identität nicht kennen. Wir gehen sogar noch weiter und definieren welcher Beruf mehr oder weniger wert ist, so ist z.B. ein Arzt höher gestellt als ein/e Psychologe/Psychologin oder eine Krankenschwester. Wir fragen im Kontakt mit anderen Menschen nach ihrem Beruf, Wohnung oder Hobbys. Der Mensch selbst interessiert uns dabei weniger, oder? Ja, wir sind dies so gewöhnt, dass es uns schon gar nicht mehr bewusst ist.

Wenn sie selbst ihren wahren Kern des Menschseins, ihre Seele, noch nicht entdeckt haben, können sie es auch nicht bei anderen erkennen. Das seelische Sein bleibt verborgen, wird verdeckt von dem, was sie „Haben" aber nicht sind. Es gibt viele Situationen, in denen wir uns so oder ähnlich verhalten und unser seelisches Sein verbergen. Wenn wir es verbergen, nähren wir es nicht und bleiben zwangsläufig im seelischen Mangel. Vollkommen satt werden wir aber nur über unsere Seele. In der Welt des Egos bleiben wir gespalten, erleben wir uns nie wirklich ganz genährt.

In der Hinwendung zu unserem wahren Menschsein, unserem wahren Sein, erlangen wir Transzendenz. Alles, was uns bisher durch das Ego uns selbst entfremdet hat, wird dadurch sukzessive aufgehoben.

Ihre innere Stimme ist dabei ihr Führer. Sie führt sie zu ihrer Liebe, ihrem wahren Wert, ihrer Sicherheit und einer ganzheitlichen Ernährung von Körper, Geist und Seele. Was sie so verzweifelt gesucht haben, finden sie in sich selbst - eine Fülle, die sie sich bisher nur erträumt haben.

Im Erkennen ihrer selbst werden sie nicht Liebe brauchen, sondern Liebe sein und ihre eigene Fülle verschenken wollen. Sie werden sich in ihrem Wert schätzen und annehmen und im Vertrauen zu sich selbst vollkommen sicher fühlen. Zuletzt wird Ernährung nicht mehr ausschließlich ihren Körper betreffen, sondern sie werden begreifen, dass Körper und Seele eins sind und nicht getrennt voneinander genährt werden können.

Um zum Schluss nochmals auf Maslow zurückzukommen, damit dreht sich die Bedürfnispyramide wieder um. Das heißt in einem bestimmten Entwicklungsstadium erreichen wir nur noch über die Transzendenz wahre Befriedigung. Wir haben meines Erachtens gesellschaftlich dieses Stadium erreicht, wo wir über unseren Wohlstand keine wahre Befriedigung mehr erreichen. In der Transzendenz, der Umkehr unseres Denken und Handels und der Hinwendung zu uns selbst, jedoch schlummern unendliche Potentiale an Fähigkeiten zur Entwicklung und mehr Zufriedenheit. In der Umwandlung vom Körper-Sein hin zum Seele-Sein werden sie in einem weit größeren Umfang Liebe, Wertschätzung, Sicherheit und körperliche Sättigung erlangen als sie es bisher für möglich gehalten haben. Vollkommene Zufriedenheit und Glück wird ihnen nur über den Prozess der Ganzwerdung zuteil, und Ganz werden heißt, ihr wahres seelisches Sein erkennen und nähren.

An dieser Stelle noch ein Wort zur Spiritualität. Spiritualität kommt von spirituell (lateinisch) und bedeutet: geistig, geistlich - und besagt, dass wir in unserem wahren seelischen Sein geistige Wesen sind. Unsere Wahrheit ist geistig. Wir sind nicht nur ein Körper, sondern im Wesentlichen eine Seele. Im Kontext von Seelennahrung, der Ernährung von Körper und Seele, ist es daher unabdingbar, dass sie sich mit ihrem geistigen Sein auseinandersetzen. Transzendenz kann nur auf der geistigen Ebene stattfinden, und nur über das Geistige können sie sich ganzheitlich nähren und heilen. Transzendenz führt sie zurück zu den Wurzeln ihres wahren Seins. Ihre Basis ist nicht, wie sie vermeintlich denken, ihr Körper, ihre Familie, ihr Haus oder Geld. Ihre ursprünglichen Wurzeln sind geistiger Natur, und nur über den Weg zu sich selbst können sie all ihre Wünsche und Sehnsüchte stillen.

Ihr wahres zu Hause ist in ihrer Seele. Es ist das Grundbedürfnis jedes Menschen, bzw. jeder Seele, wieder zu seinen Wurzeln zurückzufinden. Den Wurzeln, die im reinen Geist der Seele sozusagen genetisch angelegt sind. Selbst in ihrem Körper, ihren Beziehungen allem was sie in ihrem irdischen Sein umgibt, ist das seelisch - geistige permanent präsent und wirksam. So ist beispielsweise ihr Körper ihnen auf dem Weg zu sich selbst stets ein hilfreicher Freund. Je mehr sie sich selbst erkennen in ihrer Wahrheit, desto mehr lernen sie die Zeichen und Botschaften der äußeren Welt für sich zu deuten. Im Erkennen der wahren Ursache von Schmerz, Krankheit, Konflikten etc. wird Transformation und Heilung möglich. Erst dann werden wir alle satt, zufrieden und glücklich.

Satt sein von „Äußerem"

Bisher bin ich bei dem Wort ‚satt' von etwas Positivem ausgegangen. Satt durch ein gutes Essen, satt in der Liebe, an Wertschätzung. Alles Umstände, die uns im Endeffekt angenehm sind und von denen wir nie genug bekommen können. Wir gebrauchen das Wort „satt" aber noch in einem anderen Zusammenhang, wie bereits bei der Wertschätzung erwähnt. Wir haben es z.B. satt immer für andere zu sorgen und Verantwortung zu übernehmen. Oder wir sind es satt, immer das gleiche Gejammer anzuhören, dieselben Konflikte zu wälzen etc. Sie haben es satt, es reicht, es wird zuviel. Dieses Gefühl von Sattsein macht sie nicht glücklich und zufrieden. Es bringt ihnen keine Freude, keinen Genuss und führt schon gar nicht zum Erfolg. Im Gegenteil: Es nährt sie im negativen Sinne, nährt Wut, Hass und Neid.

Ihr Bedürfnis nach Ärger, Konflikten, Stress oder unangenehmen Dingen ist gestillt. Sie erkennen vielleicht zum ersten Mal bewusst, dass ihnen manche Situationen, Dinge oder Menschen nicht oder nicht mehr gut tun und deuten eine Grenze an indem sie sagen: „Ich habe es satt." Dies ist der erste Schritt, sich von dem zu distanzieren und abzuwenden, was nicht sättigt bzw. im negativen Sinne satt macht.

Menschen, die sich permanent mit belastenden, unangenehmen Situationen, Gedanken oder Menschen nähren, fühlen sich oft wie abgefüllt, total voll. Zum Beispiel ist der Kopf voll und raucht vor lauter Arbeit, Stress und Informationen; oder sie fühlen sich vor lauter Familienstreit und anderem Ärger total voll und psychisch überlastet. Halten solche Situationen an, wirkt sich dies oft auf ihren Körper und ihr ganzes Umfeld aus. Sie fühlen sich schwer und tragen diesen ganzen Ballast tagtäglich mit sich herum. Manche versuchen sich mit Arbeit oder einer anderen Beschäftigung abzulenken um das Ganze zu vergessen. Im Verdrängen können sie den Ballast aber nicht wirklich loslassen und das Belastende holt sie immer wieder ein. Andere versuchen es mit Kompensationsverhalten, beispielsweise viel Stress, viel Ärger, viel „müssen" wird mit viel Essen kompensiert. Es ist ihre Art sich selbst zu befriedigen, die Leere, den Hunger in ihnen zu stillen. Denn auf der einen Seite keinen Hunger mehr zu verspüren, heißt noch lange nicht, dass sie wirklich satt sind. Wie sollten sie in ihrem seelischen Sein satt sein, wenn sie nichts bekommen bzw. sich selbst nicht wahrnehmen, nicht achten und selbst nichts geben. Ihre Seele spricht zu ihnen, sie wollen es aber nicht hören, nicht sehen, nicht spüren. Statt sich erst einmal selbst zu versorgen, versorgen sie andere. Die Frage ist nur wie, wenn sie selbst fast leer sind. Erst müssen sie selbst gut genährt sein, denn aus der Fülle heraus lässt sich leichter geben, als wenn sie leer sind. Leer werden sie, wenn sie sich mehr auf das konzentrieren, was sie müssen. Vorsicht ist in diesem Sinne überall geboten, wo „muss" und „müssen" ihr Denken und Handeln antreibt.

Es ist ein Unterschied, ob sie ein Leben im „müssen" führen oder im „wollen". Ob sie mit Freude und Energie an eine Sache herangehen oder mit Druck, Anstrengung und Lustlosigkeit.

Viele Menschen sind sich kaum oder überhaupt nicht bewusst über ihre Handlungen und Gewohnheiten, die ihnen zum „muss" geworden sind. Wir haben viele Verhaltensweisen von klein auf so gelernt und nie in Frage gestellt. So leben viele im Erwachsenenalter weiter in den Fesseln der alten Konditionierungen. Den Preis, den sie dafür bezahlen, ist hoch: Sie bringen sich um ihre eigene Freiheit und wissen es oft nicht einmal. Es dringt nur ab und an in frustrierten, unzufriedenen Momenten zu ihnen durch. Befreien können sie sich nur im Bewusstwerden dessen, was sie nicht wollen und sie beengt. Diese verinnerlichten Sätze, die nicht ihrem seelischen Sein entsprechen, sondern ihnen von außen, von ihrem Ego aufgezwungen worden sind, sind nicht wirklich nahrhaft und wachstumsfördernd.

Beispielsweise wirken in ihnen Sätze wie: „Ich muss immer stark und leistungsfähig sein", oder „Ich muss immer brav und nett sein" usw. Hinter jedem „müssen" steckt ein „Ich darf nicht". Jemand, der immer stark und leistungsfähig sein muss, darf auf der anderen Seite nicht schwach und faul sein. Jemand, der immer brav sein muss, darf nicht frech und egoistisch sein usw. Die entgegengesetzte Seite öffnet das verdeckte seelische Bedürfnis, das, was nicht gelebt und genährt werden darf und wird.

Sie können sich zum Beispiel in folgender Übung selbst testen bzw. sich bewusst machen, wo und wie oft „müssen" ihren Alltag bestimmt, indem sie einen Tag - oder besser eine Woche - lang beobachten, wie häufig sie das Wörtchen „muss" in ihrem Denken und Handeln verwenden.

Ersetzen sie in der zweiten Woche „ich muss" durch „ich will" und beobachten sie eventuelle Veränderungen in sich.

Sie können sich tagtäglich neu entscheiden, ob sie sich selbst mehr zuwenden und ihrer inneren Stimme vertrauen, oder ob sie der Stimme des Egos, und dem, was sie glauben zu müssen, ihre Aufmerksamkeit widmen. Sie können sich weiterhin in Abhängigkeit und Angst halten und versuchen ihr inneres Chaos nach außen geordnet erscheinen zu lassen. Sie können aber auch ihre lebendige Seite annehmen - das, was in ihrem seelischen Sein drängt und Platz haben will. Aus alten Mustern und Gewohnheiten auszusteigen, kostet etwas Mut - den Mut, sich auf Ungewöhnliches, Unbekanntes einzulassen. Mut sich von alten Fesseln und konditionierten Verhaltensmustern zu lösen und ein Wagnis einzugehen - mit ihrer inneren Stimme als Begleiter. Frei und selbstständig „ihren" Weg zu gehen, um in Freiheit die Fülle und die Schätze der Seele zu entdecken und leben zu können.

Der Druck nimmt zu.
Man will, dass du dich einordnest,
dich anpasst und mit der Masse sprichst:
„Ich bin einer von euch und habe keine Identität".
Du weigerst dich und der Druck wächst weiter.
Der Preis steigt.
Du sollst eine Nummer sein, eine verfügbare Statistik.
Hältst du durch?
Glaubst du an deine Einmaligkeit und gehst du dem nach,
was du in dir als richtig empfindest?

Was bedeutet Hunger?

Hunger ist das Gegenteil von satt sein. Wir haben Hunger nach Nahrungs- und Lebensmitteln, haben beispielsweise Lust auf ein deftiges Schinkenbrot, auf Kuchen, Schokolade etc. Oder es hungert uns im nicht körperlichen, sondern im immateriellen Sinne nach Liebe, Geborgenheit und Zuneigung.

Ersteres ist sehr wahrscheinlich für viele leichter zu befriedigen, da es Nahrungs- und Lebensmittel an fast jeder Straßenecke zu kaufen gibt. Zwischenmenschliche Kontakte, Liebe und Zuwendung, Wertschätzung und Anerkennung hingegen sind nicht käuflich und können nicht durch den bloßen Tausch von Geldmünzen erworben werden. Es bedarf eigener Anstrengung und fordert eine andere Art von Geben und Nehmen, fordert mehr von einem selbst. Dass „Selbst", das uns ausmacht, uns zum Individuum macht und seelisches wie körperliches beinhaltet.

Doch ist es uns möglich von uns selbst zu geben, Liebe zu geben, wenn wir unsere eigene Liebe, die Liebe zu uns selbst noch nicht entdeckt haben? Damit meine ich auch die Liebe zu uns im seelischen Sinne, zum Licht, zu unserer Einzigartigkeit, dem Besonderen, das in unserem seelischen begründet liegt, und nicht das Ego.

Es bleibt ein wesentlicher Teil von uns verborgen, wenn wir den Zugang zu unserer Seele noch nicht gefunden haben; oder wenn wir diesen Teil aus Angst und Unsicherheit, in das, was wir wirklich sind, versteckt halten.

Nehmen wir einmal an, sie hören auf ihre innere Stimme, sie erkennen ihre Einmaligkeit und haben Zugang zu sich selbst. Sie sehen sich selbst mit ihren Schätzen, die sie zu etwas Besonderem machen, beispielsweise ihre Kreativität und ihre Talente in der Kunst auszudrücken oder Situationen, Gefühle, Atmosphäre intuitiv über das Medium Kunst umzusetzen. Nehmen wir weiter an, sie erkennen darin ihren Weg und beginnen ihre Kunst mehr und mehr zu praktizieren und nach außen zu leben. Sie haben also gelernt auf ihre innere Stimme zu lauschen und sind damit mit ihren inneren Schätzen vertrauter geworden, haben sie lieb gewonnen und versuchen all dies nun mehr und mehr im Außen zu entfalten und zu nützen. Das heißt, sie lassen damit auch andere an ihrem inneren Reichtum, ihren individuellen Talenten und Fähigkeiten teilhaben und erfahren dabei, wie plötzlich auch andere ihre Arbeit schätzen und bewundern - und ihnen ebenfalls Wertschätzung und Liebe entgegenbringen. Indem sie also zu ihrem eigenen Reichtum, ihrer Liebe zu sich selbst, ihren wahren Werten Zugang finden, zu sich, mit all dem was sie ausmacht stehen und auch nach außen vertreten und entfalten, desto mehr Liebe, Glück, Anerkennung und Wertschätzung werden sie am Ende erfahren und das nicht nur körperlich, sondern auch ihr seelischer Hunger wird damit gestillt.

Sicherlich ist jeder von uns teils bewusst, teils unbewusst dabei sich auch im Sinne des seelischen Hungers zu befriedigen. Denn jeder hat den Wunsch, sich persönlich und beruflich weiter zu entwickeln. Dennoch stimmt das, was wir denken, nicht immer mit dem überein, was die Seele, was „es" in uns will. Beispielsweise hat jemand einen Beruf erlernt und übt diesen auch aus, spürt aber mit der Zeit, dass ihn diese Arbeit viel Energie kostet, er öfter gereizt ist, sich abends ausgelaugt und kaputt fühlt. An den Wochenenden und in seiner freien Zeit hat er plötzlich keinerlei eigene Interessen oder Lust auf Kontakte. Er will möglicherweise nur noch alleine sein. Ein Beispiel, in dem scheinbar die Seele hungert, sie hungert und verlangt nach Zuwendung und Gehör. Sie fordert geradezu das Alleinsein, die Ruhe. Ruhe, die von allen Äußerlichkeiten für die Hinwendung nach innen frei macht. Es ermöglicht die Konzentration nach innen zu richten, auf die innere Stimme zu hören, um sich von innen inspirieren zu lassen, was jetzt wirklich gut für ihn ist.

Doch um bei dem Beispiel zu bleiben: Es ist für viele nicht einfach sich die Ruhe zu gönnen und die Stille des Alleinseins auszuhalten. Es ist das Ego, das uns permanent triezt und in eine andere Richtung ziehen will; weg von uns selbst, von unserem eigenen „Sein".

Das Ego will daher nicht, dass sie zur Ruhe kommen, will z.B. Leistung, Aktivität, es macht ihnen permanent ein schlechtes Gewissen, macht Vorwürfe und Angst. Es lässt sie glauben, dass sie ihren Hunger nur im Außen stillen können. Es nährt damit das Dunkle und bringt sie in Konflikt mit sich selbst. Auch hier ist die einzige Möglichkeit sich nach innen zu wenden und auf die innere Stimme zu hören, zu hören was „es“ in ihnen will.

Hunger im ganzheitlichen Sinne

Wir leben weitgehend im Egobewusstsein. Fast alles, was wir tagtäglich im Denken und Handeln erschaffen, wird vom Ego geleitet. Wir haben materiellen Wohlstand erreicht, sind zur Konsum- und Leistungsgesellschaft gewachsen. All das ist entstanden, indem wir unser Herz dem Verstand untergeordnet haben. Indem wir der äußeren Stimme des Verstandes mehr glauben, als uns selbst, unserer inneren Stimme, die leise zu uns spricht. Wir haben im Alltagsstress und -trubel verlernt unsere innere Stimme zu hören. Wir sind auf die äußere Welt so konditioniert, dass wir verlernt haben uns selbst zu vertrauen. Je mehr wir unser Ego leben und nähren, desto mehr hungert auf der anderen Seite unsere Seele. Es herrscht ein extremes Ungleichgewicht, ein Mangel, den wir selbst schaffen. Daraus resultiert, dass wir zwar Wohlstand haben, aber nicht wirklich genießen können. Überfluss erzeugen, aber nicht damit umgehen können, weil wir nicht sind, sondern nur haben und glauben zu sein - in der Identifikation mit dem Ego.

Uns selbst, unser wahres Sein, haben wir aus dem Blickfeld verbannt und lassen unsere Seele, unsere wahre Natur, verhungern, weil wir Haben mit Sein verwechseln. Wir nähren stattdessen lieber unser Ego, das dir einflösst, dass du über deinen Verstand, über Leistung, Macht und Geld alles erreichst. Uns ist nicht bewusst, dass wir damit in Wirklichkeit unseren Hunger aufrechterhalten und unsere wahre Natur des Seelischen ausbeuten. Dies zeigt sich unter anderem analog in der Ausbeutung unserer Natur, der Pflanzen und Tiere. Wir wollen sie benutzen und beherrschen wie uns selbst. Doch die Natur lässt sich von uns nicht bestimmen und verändern, sie hat ihre eigenen Gesetze und steht im Einklang mit dem Ganzen. Wir glauben zwar in unserer Omnipotenz die Welt und Natur verändern zu können, richten aber mehr Schaden an, als wir gut machen. Die Natur wehrt sich, was wir in Überschwemmungen, Stürmen und anderen Katastrophen immer öfter erfahren.

Ebenso verhält es sich mit der wahren Natur unserer Seele. Lassen wir uns vom Ego bestimmen, vom Konsum, von Leistung, Macht, Geld etc. leidet unsere Seele immer mehr Hunger. Unser wahres Sein lässt sich ebenso wenig über das Ego beherrschen wie die Natur, was sich äußerlich in Form von psychischen/physischen Krankheiten, Unfällen, Konflikten etc. zeigt. Unser wahres seelisches Sein können wir nicht verleugnen und nicht beherrschen. Die Natur und unser seelisches Sein sind eins mit dem Göttlichen, dem Schöpfer allen Lebens. Nur ihm ist Allmacht und Allwissenheit gegeben. Im Egobewusstsein unterliegen wir der Täuschung ihm gleichwertig zu sein.

Verständnis von Mangel

Bei dem Wort Mangel denken einige sofort an die falsche oder mangelnde Ernährung des Körpers. Der Körper ist entweder unterversorgt oder nicht richtig versorgt mit Lebens- und Nahrungsmitteln, so glauben sie. Selbst wenn ein äußerlich sichtbarer körperlicher Mangel in Aussehen und Gewicht erkennbar ist, liegt die Ursache des Mangels oft nicht wirklich im Körperlichen bzw. der rein physischen Ernährung, sondern im seelischen Bereich. Es ist nur die Seele, unser wahres Selbst, die ihren Mangel über den Körper auszudrücken versucht, uns auf ihre Not aufmerksam machen will, ihr Bedürfnis gehört und genährt zu werden. Im Grunde unterliegen wir alle einem Defizit des Seelischen. Es ist der Mangel an Liebe, Wertschätzung und die mangelnde Erkenntnis unseres wahren Selbst. Wir kranken an der Identifikation mit dem Ego, das erst den Mangel hervorgebracht hat.

Wir sind oft nicht in der Lage zwischen körperlichem und seelischem Mangel zu unterscheiden und führen alles auf das Körperliche zurück, schließlich haben wir es von klein auf so gelernt.

Es ist daher leichter sich mit einem sichtbaren Körper zu identifizieren als mit einer Seele, die sich unserer äußeren Wahrnehmung entzieht. Eine Tatsache, die es uns schwer macht, uns auch ein Seelenleben zuzugestehen. Deshalb sind viele ausschließlich auf den sichtbaren Körper fixiert und beziehen alles auf ihn.

Dennoch gibt es das Seelische in uns. Erst wenn wir uns deren Existenz im Denken erlauben und ihr auch eine Daseinsberechtigung einräumen, können wir langsam beginnen eine Seele zu leben, d.h. sie zu sehen, zu hören, zu spüren und zu fühlen. Allerdings ist es viel leichter unsere Sinneswahrnehmungen im Außen zu leben und zu erleben, wie z.B. im Riechen oder Schmecken eines guten Essens oder im Spüren unseres Körpers, indem wir ihn pflegen und mit Düften umhüllen. Nein die Seele ist erst mal nicht wirklich sichtbar, fühlbar oder hörbar. Sie ist nicht im Außen präsent, wie beispielsweise unser Körper, sondern in uns versteckt, verborgen. Unser wahres Ich, die Seele, das, was wir im Grunde wirklich sind, reinstes, strahlendes Licht, dafür sind wir oft blind und taub. Diese Tatsache wird sehr schön in einem Spruch beschrieben:

Was wir manchmal fast verzweifelt suchen,
tragen wir in uns, sonst würden wir es nicht suchen.
Aber in uns ist es am schwersten zu finden.[5]

Ja, uns selbst zu finden, bei uns zu sein, im Kontakt mit uns zu sein, kennen viele nicht bzw. nur selten. Es ist ein Gefühl sich rundherum wohl zu fühlen, mit sich und dem ganzen Universum im Einklang zu sein. Dieser Zustand wird als Harmonie von Körper, Geist und Seele bezeichnet.

Um nochmals den Zusammenhang zum Mangel herzustellen: Wenn wir nicht bei uns sind, keinen Kontakt zu unserem wahren Sein haben, können wir nie wirklich vollkommene Zufriedenheit erreichen. Unsere Seele hungert und wird den Mangel beispielsweise über Krankheit, Unzufriedenheit oder andere physische, psychosoziale Beschwerden/Beeinträchtigungen äußern. Sicherlich gibt es Zeiten, wo wir uns glücklich und zufrieden fühlen, z.B. empfinden wir nach einem guten Essen meist eine behagliche, gesättigte Zufriedenheit; oder wir haben im Beruf gute Arbeit geleistet oder uns sportlich betätigt – auch das gibt uns ein Gefühl der Zufriedenheit mit uns. Und trotzdem dauert dieses gute Gefühl nicht ewig an. Über kurz oder lang stellt sich neue Unzufriedenheit ein oder es geschieht etwas, was uns wieder in Disharmonie versetzt. Zufriedenheit, die dem Ego entspringt und nicht dem Seelischen, unserem wahren Selbst, ist nicht von Dauer. Sie führt uns zwangsläufig irgendwann wieder dem eigentlichen Mangel zu, einem Mangel, der im Seelischen begründet liegt.

Beispielsweise ist hier im Kontext von Ernährung wichtig zu er-

[5] Quelle unbekannt

wähnen, dass sich die gleiche Dynamik bei vielen Diäten, Ernährungsratschlägen und Rezepten oder gar Medikamenten, die Entwässern oder das Gewicht reduzieren sollen, zeigt. Vielleicht erzielen manche Diäten kurze Erfolge; führen sogar wirklich zur körperlichen Gewichtsreduzierung, aber der Mensch selbst bleibt der gleiche. D.h. irgendwann wird diese Person feststellen, dass sie zwar schlanker ist, aber nicht glücklicher und zufriedener. Sie muss wieder auf die Suche gehen: Nach dem, was sie wirklich zufrieden stellt. Solange sie aber im Außen nach dem Wundermittel sucht, dass die erwünschte Wirkung erzielt, wird sich nichts wirklich verändern. Verändern wird sich erst etwas, wenn sie ihre Blickrichtung ändert und sich nach innen, ihrer inneren Stimme, zuwendet. Nur im Kontakt mit unserem wahren Selbst finden wir das, was wir wirklich suchen: Uns selbst. Beheben wir diesen Mangel, der im Wesentlichen seelischer Natur ist, werden wir wahrhaftiges Glück, Freude und Zufriedenheit finden, werden wir wahrhaft erfolgreich sein.

Das Gegenteil von Mangel ist die Fülle. Wir alle streben danach, uns in unserer Fülle leben und erleben zu können.

Fülle ist,
wenn der Mensch gelassen und rein,
in der Seele daheim,
im Herzen nicht allein,
frei und glücklich kann sein.

(Alexandra Hipp)

Ernährungsstörungen im Kontext von Seelennahrung

Unterernährung = Anorexia mentalis/nervosa

Anorexie = Magersucht, ist eine starke bis extreme, meist willentlich herbeigeführte, Gewichtsabnahme. In den meisten Fällen beginnt sich das Krankheitsbild im Alter von 12 - 15 Jahren äußerlich im Verlust von Körpergewicht zu manifestieren. Die betreffenden Personen reduzieren ihre körperliche Ernährung und nehmen immer weniger Lebens- und Nahrungsmittel zu sich. Parallel dazu ist oft eine verstärkte Gewichtskontrolle zu beobachten. Häufig studieren sie intensiv die Nahrungs- und Lebensmittel und werden zu Experten was Kalorien und Inhaltsstoffe von Nahrungsmitteln betrifft. Das Interesse an dieser Beschäftigung dient ihnen dazu, nicht nur die Nahrungsmenge, sondern auch den Nährstoffgehalt bzw. die Kalorienzufuhr zu minimieren.

Der medizinische Fachausdruck der Pubertätsmagersucht ist anorexia mentalis/nervosa. Im Kontext dieses Krankheitsbildes sind oft ausgeprägte psychische Veränderungen, Appetitstörungen, Minderwertigkeitsgefühle, Depressionen, Rückzug von sozialen Kontakten, Negativismus bis zu Wesensveränderungen feststellbar. Im Gegensatz zu dieser so genannten neuropathischen[6] Form der Magersucht, wird in der Medizin auch noch eine exogene[7] Form benannt, deren Ursachen rein körperlicher Art z.B. Resorptionsstörung[8] gesehen wird.

[6] Nervlich bedingt
[7] äußerliche
[8] gestörte Nährstoffaufnahme

Da ich mich selbst über 20 Jahre intensiv mit diesem Krankheitsbild auseinandergesetzt habe und selbst im therapeutischen Bereich tätig bin, habe ich gerade hier viel Wissen und Erfahrungen gesammelt.

Die wahrhafte Ursache der Magersucht sehe ich in der mangelhaften Ernährung der Seele, einer Seele die hungert und dieser Hunger drückt sich äußerlich über den Körper aus.

Meist sind es Mädchen und junge Frauen, die von dieser Krankheit betroffen sind. Sie gestehen sich keinen Körper zu bzw. lehnen diesen zutiefst ab. Der Körper ist für sie einzig ein lästiges Anhängsel ihrer selbst. Sie identifizieren sich weitgehend mit ihrem Geist, dem Verstand. In Wahrheit sind wir alle geistige Wesen, was diese Personen wohl unbewusst spüren. Sie wollen sich vom „Körperlichen", vom Ego befreien und gehen über den Verstand gleichzeitig wieder ein Bündnis mit dem Ego ein. Ihr ganzes Leben spielt sich überwiegend im Kopf ab, von ihrem Herzen, ihren Gefühlen sich selbst gegenüber, sind sie abgeschnitten. Begabt sind sie meist im Erfassen und Analysieren von Menschen und Situationen und dem, was um sie herum vorgeht. Körperlos im Geist zu Hause erfahren die Betroffenen keine Grenzen. Denn der Geist hat keine starren Grenzen wie etwa der Körper und alles der körperlich - materiellen Welt angehörige. Sie sind deshalb z.B. sehr sensibel und nehmen die Gefühle und Empfindungen ihres Umfeldes auf. In ihrer unbewussten Grenzenlosigkeit sind sie „dem Außen" schutzlos ausgeliefert. Die Grenze von einem „Ich" und „Du" verschwimmen in der Verweigerung ihrer Körperlichkeit, daher sind sie auch meist nicht in der Lage ihre eigene physische und psychische Verfassung wahrzunehmen.

Ein weiterer Aspekt, der hinzukommt, ist, dass diese Menschen über ihre äußerlich - körperliche Erscheinung bei anderen Angst auslösen, in extremen Fällen sogar Todesangst. Damit sprechen sie über ihren Körper ein Thema an, was für viele Menschen äußerst unangenehm und beängstigend ist, da sie selbst den Tod so sehr fürchten. Die Magersüchtigen selbst scheinen davor keine Angst zu haben, was nicht heißt, dass sie wirklich sterben wollen. Sie wissen sich in ihrer eigenen Unbewusstheit nur nicht anders zu helfen. Im Grunde ist es nur der unbewusste Versuch ihr Ego abzustreifen, das sie als sehr machtvoll erleben. Bei Magersüchtigen und einigen anderen psychisch - körperlichen Leiden agiert sich das destruktive Ego extrem autoaggressiv, zerstörerisch am Körper aus.

Das Problem der Magersüchtigen ist, dass sie zwar unbewusst spüren, dass das Ego und alles, was der Welt des Egos angehört, z.B. der Körper, rein körperliche Ernährung und Materielles sie nicht befriedigt und ausreichend nährt, sie aber im Denken weiterhin in der Identifikation des Egos gefangen bleiben und hungern. Sie erleben sich daher oft als Gefangene ihrer selbst. Sie kämpfen mit dem Körper, Essen, Familie, dem Ego und verweigern sich all dem in einer asketischen Lebensweise. Die Hilflosigkeit, die sie im außen erleben, ist Spiegel ihrer selbst. Die Seele hungert und drückt sich über den Körper aus, sie hungert nach Liebe und Zuwendung. Solange die Magersüchtige weiter im Außen nach dieser Nahrung sucht, bleibt sie in der Abhängigkeit, daher führt der Weg aus dieser Krankheit nur über sie selbst, ihre innere Stimme. Im Vertrauen zu sich selbst und dem Bewusstwerden von Ego und Seele werden diese Menschen fähig sein, sich selbst zu nähren.

Der Kontakt zu ihrem wahren seelischen Sein, dem reinen Geist, ist im Grunde das, wonach diese Menschen immer gesucht haben. Es ist die Suche oder der Hunger ihrer selbst, ihres wahren Seins, das genährt werden möchte indem es Sein darf. Im Sein der Seele entdecken sie ihre Fülle, ihre Liebe, ihre Kreativität und Individualität. Die Hinwendung nach innen, zu ihrer Seele, lässt sie lebendig werden und endlich leben.

Fettsucht/Fettleibigkeit = Adipositas

Adipositas ist die übermäßige Bildung von Fettgewebe. Nach heutigem Wissen werden sehr unterschiedliche und vielfältige Krankheitsursachen genannt, z.B. ein Zuviel an Fett, dass sich durch die Zufuhr von zuviel Lebens- und Nahrungsmitteln bildet und sich entsprechend über eine Gewichtszunahme körperlich manifestiert. Bei dieser Art von gestörter Ernährung ist, im Gegensatz zur Magersucht, das „Zuviel" das Problem. Zuviel Essen, zuviel Gewicht, dass häufig weitere körperlichen Komplikationen nach sich zieht, u.a. auch als gesundheitliche Risikofaktoren bekannt sind, wie z.B. Hypertonie[9], Hyperlipidämie[10], Gicht und die damit verbundenen Gefäßerkrankungen des Gehirns und der Nieren sowie Diabetes mellitus[11]. Die betreffenden Personen fühlen sich zwar häufig selbst nicht wohl in ihrer Haut, können aber ihr Bedürfnis oder Verlangen nach Essen nicht stoppen. Oft haben sie ein starkes Bedürfnis nach Süßem, das Gewicht steigt stetig weiter, was schließlich ihren Leidensdruck erhöht.

Auf der psychosozialen Ebene sind solche Menschen oft sehr fürsorglich, hilfsbereit, liebenswürdig und funktional. Was nicht heißt, dass dies nur bei diesem Personenkreis gilt. Das heißt, sie verlagern ihren Mangel nach außen und behandeln und versorgen andere so, wie sie seelisch selbst gerne behandelt und genährt werden würden. Es ist das Bedürfnis nach Fürsorge, Liebe und Hinwendung zu sich selbst, ihrer Seele. Wiederum liegt meines Erachtens größtenteils ein Mangel des Seelischen vor, der im Außen weder im Essen, der rein körperlichen Nahrungszufuhr, noch in der sozialen Fürsorge nicht wirklich gestillt werden kann und daher immer nach mehr verlangt. Das Außen ist dabei nur eine Projektionsfläche dessen, was fehlt. Das

---

9 Bluthochdruck
10 Cholesterinerhöhung
11 Zuckerkrankheit

starke Verlangen nach Süßem kann u.a. auch als das Bedürfnis der Seele nach Liebe und Zuneigung interpretiert werden. Über einen fülligen Körper versuchen diese Menschen ihrem inneren Sein, ihrem seelischen Wert mehr Gewicht zu verleihen. Da sie aber im Egobewusstsein das Problem über den Körper lösen wollen, verstärkt es letztlich nur den Leidensdruck, die im seelischen begründete Ursache bleibt bestehen.

Die Seele will gesehen werden, was sie in der Sprache des Körpers, der Leibesfülle ausdrückt. Die Seele will Wertschätzung und Anerkennung. Der Versuch diese Bedürfnisse im Egobewusstsein zu lösen, d.h. ausschließlich im Körperlichen, führt zwar zu mehr Beachtung des Körpers, aber meist ist der Erfolg eher ein Misserfolg. Nicht Beachtung sondern Verachtung ist die Konsequenz. Sowohl ihr eigenes Ego, wie auch andere urteilen über ihren Körper abfällig, statt ihn liebevoll, wertschätzend anzunehmen. Problemlösung im Egobewusstsein führt immer zu mehr Leid und Schmerz, die Hinwendung zum Seelischen dagegen heilt.

Viele Frauen und Männer suchen jedoch immer noch, nach langem Leidensdruck, mit dem Essen, nach Auswegen und Methoden ihr Gewicht in den Griff zu bekommen. Die Suche ist aber eine Suche im Außen und führt sie weg von sich selbst. Die Auswahl der Angebote ist mittlerweile sehr groß und viele Methoden haben sich auf dem Markt einen Namen gemacht und etabliert, wie z.B. Trennkost, ‚Weight Watchers' u.a.

In manchen Fällen stellt sich für kurze Zeit bei der Anwendung einer dieser Methoden tatsächlich Erfolg ein. Der mögliche Erfolg der Gewichtsabnahme hat in diesem Falle jedoch nichts mit der jeweiligen Diät oder dem Diätprodukt zu tun, sondern ist die Wirkung von Magie. Es ist die Kraft ihrer Gedanken, ihres Verstandes, und ihres Glaubens an die jeweilige Diät oder das Produkt, nicht aber das Produkt oder die Methode selbst, das zum Erfolg führt.

Das Produkt selbst kann von sich aus nichts verändern, wohl aber sie, da sie mit Schöpferkraft ausgestattet sind und über ihre Seele in der Lage sind zu erschaffen und zu verändern.

Also, auch wenn sie mehr oder weniger mit einer Diät erfolgreich abgenommen haben, eine innere Unzufriedenheit bleibt jedoch meist bestehen oder taucht irgendwann wieder auf. Denn, wenn sie sich auch über kurz oder lang über den Körper disziplinieren können, der seelische Mangel bleibt weiter bestehen und verlangt nach Zuwendung.

Auf der psychosozialen Ebene sind diese Menschen so sehr auf die Bedürfnisse anderer fixiert, das sie die Bedürfnisse ihrer Selbst fast alle ausschließlich über Essen zu befriedigen suchen. Das Agieren und Suchen im Außen ist ein Verhalten, das nicht aus dem Sein, der Seele entspringt, sondern dem Ego. Weder Essen, Diät noch soziale Aufopferung und Hingabe nähren die Seele, genährt wird einzig das Ego. Wer sich vom Ego leiten lässt, vernachlässigt die seelische Ernährung, die Hinwendung zu sich selbst und dem, was für ihr seelisches Wohl erforderlich ist. Das, was die Seele braucht, sind sie selbst und sich selbst finden sie wie schon mehrfach erwähnt nur über das aufmerksame hören, sehen, spüren ihrer inneren Stimme.

Ein anderer Aspekt im Kontext von Seele und Leibesfülle ist hier außerdem erwähnenswert. Häufig liegt die Ursache des Übergewichts auch im Karmischen begründet. Wobei das Karma nicht nur bei Übergewicht, sondern bei allen Krankheiten einem ursächlichen Zusammenhang aufweist. Das heißt dem oder den früheren Leben der Seele und deren Erfahrungen mit Mangel und Mangelernährung, beispielsweise durch Krieg oder Armut. Die Seele hat eine ernährungsbedingte Not oder Mangel erlitten und versucht bis zum heutigen Tag diesen Mangel weiter mit Essen zu überwinden.

Der Glaube „Essen gibt mir Kraft“, Kraft dem Tode zu entkommen, was damals vielleicht tatsächlich so war, wird dem Menschen im jetzigen Leben mehr und mehr zum Verhängnis. Die Angst zu sterben wirkt nach wie vor bis ins heutige Leben hinein und kann nicht losgelassen werden. Angst ist aber ein Phänomen des Egos. Die Seele will sich von „Altem“ befreien, im Bewusstsein des Egos wird aber die Angst aufrechterhalten. Nur in der Hinwendung zur Seele werden sie früher oder später erkennen können, dass die Angst unbegründet ist und weder gegenwärtig noch zukünftig in irgendeiner Form nützlich. Angst hindert und hält sie nur vom wahren Leben ab, von der Freude und der Entwicklung ihrer seelischen Schönheit. Einer Schönheit, die durch die Ernährung der Seele sich schließlich auch nach außen körperlich entfalten kann.

Diszipliniertes Essverhalten

Erwähnen möchte ich an dieser Stelle noch das disziplinierte Essverhalten. Es gibt auch Menschen, deren Essverhalten nicht zu den extremen Formen des „zuviel" oder „zuwenig" zu zählen ist und sich auch nicht im körperlichen sichtbar manifestiert und dennoch nicht zur ausgeglichenen Ernährung von Körper und Seele gehört. Gemeint ist das disziplinierte Verhalten im Umgang mit Nahrungs- und Lebensmitteln. Diese Menschen haben sich sehr stark unter Kontrolle, achten z.B. sehr auf ihr Gewicht, essen bewusst, kalorienarm und oft bevorzugen sie so genannte gesunde Lebensmittel. Aber auch sie haben ab und an ihre schwachen Momente. Momente, in denen sie sündigen, nach ihrem Verständnis. Oft reagieren sie darauf mit verstärkter Kontrolle und Disziplin. Die Strenge sich selbst gegenüber hat etwas hartes, unfreies und engt sie letztlich in ihren Bedürfnissen sehr ein bzw. engen sie sich selbst ein. Obwohl also der Körper nach außen hin als gesund, schlank und makellos erscheint, sind diese Menschen meistens nicht zufrieden mit sich und ihrem Körper.

Ein gutes Beispiel dafür, dass körperliche Schönheit alleine nicht ausreicht, um wirklich glücklich und zufrieden zu sein. Die Unzufriedenheit liegt auch hier im seelischen begründet und kann auch mit der strengsten Diät, Disziplin oder Sport etc. nicht gelöst werden. Disziplin dieser Art engt meist nur ein, engt nicht nur den körperlichen Genuss ein, sondern deutet auf eine Beengung im Seelischen hin. Man hält sich quasi selbst als Gefangener, der Feind des wahren „Selbst" ist das Ego. In einer gefangenen Seele, einem gefangenen „Selbst" kann man sich nicht gut nähren, weder ist Bewegung noch Entfaltung möglich und ehrlich gesagt: Wie kann man gut leben, wenn man sich nicht bewegen und entfalten darf? Satt im seelischen Sinne kann man nur sein, wenn man auch beweglich und frei sein Leben leben darf.

Stellen sie sich als eine Waage vor. In der Mitte sie selbst in Verbindung mit ihrem wahren Selbst, in positivem Einklang mit ihrem Geist. Seitlich von Ihnen im Gleichklang Körper und Seele. Dies ist der Endzustand, den ihnen die Ernährung von Körper und Seele beschert und Sie in den Genuss der Fülle bringt.

Bulimie

Bulimie wird als krankhafter Heißhunger oder Ess-Brechsucht bezeichnet. Anorexie oder Adipositas entwickeln sich in einigen Fällen mit der Zeit zur Bulimie, es wird aber als eigenständiges Krankheitsbild behandelt. Wie der Name Ess-Brechsucht schon sagt, sind es oft extreme Heißhungeranfälle, bei denen die betreffenden Personen Unmengen an Essen geradezu verschlingen, um es hinterher, teilweise mühsam, wieder zu erbrechen. Es ist eine Gier nach Essen, allem was essbar ist und gleichzeitig über das Erbrechen die Verneinung des Essens, dessen, was sie sich einverleibt haben. Die Ambivalenz, die sich im Essverhalten dieser Menschen zeigt, zieht sich durch ihr ganzes Leben.

Dieser Zwiespalt, den jeder in bestimmten Situationen, beispielsweise bei der Entscheidungsfindung, kennt, ist bei diesen Menschen extrem verstärkt. Das nicht wissen, was jetzt gerade das „Richtige" für sie ist, nimmt problematische Züge an und steigert sich im Laufe der Zeit zu einem stetig wachsenden Leidensdruck. Denn, um beim Essen zu bleiben, weder im wahllosen in sich hinein Essen noch in der anschließenden Erleichterung durch das Erbrechen erreichen sie wirkliche Befriedigung. Von Genuss und Lust kann gar nicht die Rede sein. Dieses hin und her von einem Extrem ins andere raubt außerdem Energie und Zeit, ist enorm anstrengend und führt lediglich weiter in den Teufelskreis des süchtigen Ess-Brech-Verhaltens hinein. Es bestimmt wie in den anderen beiden Formen der Essstörung mehr und mehr das gesamte Leben. Ein Leben, dass vom Ego bestimmt wird und nicht vom wahren „Selbst". Alles dreht sich letztendlich nur noch um Essen und wird mehr und mehr ein Kampf ums Überleben. Dies überträgt sich über kurz oder lang auch auf die Psyche.

Die bulimische Ambivalenz drückt sehr deutlich und schön den Zwiespalt und Kampf zwischen Leben und Tod aus. Ein Kampf, der sich auf der mentalen - spirituellen Ebene auch zwischen Ego und wahrem „Sein", der Seele abspielt. Die Seele ist das Licht, und Licht ist Leben. Das Ego entspringt aus dem Nichts, ist eigentlich nichts als Illusion und wird nur über unsere Identifikation mit ihm aufrechterhalten bzw. am Leben erhalten.

Das Ego ist letztlich Tod. Je mehr wir uns von ihm leiten lassen und ihm Raum geben, desto mehr laufen wir unserem eigenen Tod entgegen.

Zusammenfassung

Es geht bei allen Essstörungen im Wesentlichen um die Ernährung, um die Suche nach dem „Richtigen“: Nach dem richtigen Essen, den Nahrungs- und Lebensmitteln, dem Geschmack, der Menge, der Nahrungszusammensetzung, die für die betreffende Person individuell in jedem Augenblick passend ist. Und genau daran scheitern sie immer wieder. Es gelingt ihnen nicht, ihre Bedürfnisse zu befriedigen und sich angenehm satt und glücklich zu fühlen. Immer wieder scheitern sie und finden sich in der Verstrickung alten Verhaltens wieder. Verhaltensweisen und Empfindungen, in denen sie sich gefangen und hilflos sehen.

Was am Ende bleibt, sind Gefühle der Trauer, Frustration bis hin zur Verzweiflung. Fixiert auf den Körper einer äußerlichen Veränderung bleibt der seelische Mangel, die innere Leere, bestehen. Da sie es nicht vermögen, sich seelisch zu nähren, bleiben meist auch die gewünschten körperlichen Veränderungen aus. Doch erst das Erkennen und Erleben ihrer inneren Schönheit zieht äußere Schönheit nach sich. Allen gemeinsam ist, dass die Suche nach Veränderung eine äußere Suche ist, d.h. sie sind mit ihren Sinnen außenorientiert. Beispielsweise auf der Suche nach dem „richtigen“, „gesunden“ Produkt, nach Rezepten, Informationen, Diätvorschlägen, medizinisch - ärztlichen oder psychologischen Empfehlungen etc. Ihre Suche ist jedoch keine innere. Sehr viele haben schon diverse Methoden ausprobiert, haben ihre Erfahrungen damit gemacht und teils auch kleine Erfolge erzielt, die oft nicht von Dauer sind.

Zu welchem Essverhalten neigen Sie? Welche Erfahrungen haben Sie mit der Ernährung von Körper und Seele? Haben Sie selbst schon Diäten oder sonstige Maßnahmen ergriffen im Kontext Ihres Essverhaltens, Körpers oder Gewichtes? Waren Sie erfolgreich? Hielt Ihr Erfolg an, und sind Sie seither glücklicher, zufriedener?

Wenn sie diese Fragen mit Ja beantworten können, dann wage ich zu behaupten, dass sie nicht nur ihr Ernährungsverhalten geändert haben, sondern ihre Einstellung zu sich selbst und dem, was und wie sie sind. Das sie wahrscheinlich mehr im Kontakt sind mit sich, ihrem wahren „Selbst“, der Seele und - vielleicht nicht bewusst, sondern mehr unbewusst - ihre Seele mit genährt haben.

Nur so kommen sie wirklich aus dem Teufelskreis mit dem Essen heraus, indem sie lernen sich selbst als den Meister ihrer eigenen Ernährung für Körper und Seele zu sehen, wertzuschätzen und danach zu handeln. Handeln nach dem, was Ihnen ihre innere Stimme zuflüstert. Dann erst gelingt es ihnen auch ihre Schönheit zu erkennen und nach außen zu entfalten.

Seelenernährung wirkt bei Essstörungen, einem Krankheitsbild, das unmittelbar mit dem Thema Ernährung im Kontext steht, heilend. Doch auch alle anderen Krankheiten körperlicher oder psychischer Art heilen sie über das Wieder erkennen und Nähren ihres seelischen Seins im Ganzen und auf Dauer.

Sucht

An diesem Punkt möchte ich noch auf die Problematik der Sucht im Kontext von Ernährung eingehen, deren tiefer liegende Ursache meines Erachtens auch in der schon oben erwähnten ambivalenten Polarisierung von Ego und Seele begründet liegt.

Sucht (Fallsucht) gehört von seiner wörtlichen Herkunft etymologisch zu siech = Sieche. Der Begriff „sieche" ist vielen bekannt und man kann davon weitere Begrifflichkeiten ableiten, z.B. dahin siechen. Geht man gedanklich weiter, so kann man mit diesem Wort auch Leiden, Schmerz und Krankheit in Zusammenhang bringen.

Die Definition von Sucht besagt, dass es sich im weitesten Sinne um jede zwanghafte Befriedigung eines Bedürfnisses mit dem Kennzeichen physischer und psychischer Abhängigkeit handelt. Bei der Sucht wird ein abnormer, unerträglicher Zustand der inneren Spannung, Leere erlebt. Befriedigung im Außen über Suchtmittel oder Suchtverhalten (spielen / arbeiten etc.) hebt den Zustand nur kurzfristig auf, er wiederholt sich dann gesteigert. Zur Sucht kann jedes Bedürfnis entarten, neben Essen auch Arbeit, Sammeln, Macht etc.

Es gibt mittlerweile viele Definitionen von Sucht und wissenschaftliche Erkenntnisse über deren Ursachen, die ich hier nicht weiter ausführen möchte. Lediglich möchte ich im Kontext der Ernährung von Körper und Seele noch anmerken, dass Sucht im Sinne von Suchen auch ein Suchen nach sich selbst und dem Leben ist. Das Leben finden wir jedoch nur über uns selbst, indem wir das Seelische in uns nähren. Ob im süchtigen Essverhalten oder der stoffgebundenen Drogen- und Alkoholsucht, das immer stärkere Verlangen nach einem bestimmten Verhalten (Essen / nicht Essen / Erbrechen) oder nach einem bestimmten Stoff (Nikotin / Alkohol / Medikament) ist immer auch die Suche nach sich selbst.

Wiederum ist es auch bei der Sucht das extrem aggressive Ego, das permanent genährt wird, nicht aber die Seele. In einigen Fällen wird es so schlimm, dass die Seele nur noch über den irdischen Tod wieder ins Licht findet. Der körperliche/irdische Tod ist also ein Weg, ein Ausweg der Seele sich vom Ego zu befreien und sich seiner Selbst wieder zu erinnern. Das aggressive Ego selbst hat sich am Ende damit selbst zerstört.

Lebensmittelallergien

Abschließend zum Kapitel Essstörungen noch ein paar Worte zu Lebensmittelallergien. Allergische Reaktionen auf Lebens- und Nahrungsmittel werden immer häufiger. Die Formen und unterschiedlichen Auswirkungen auf Körper und Haut sind vielfältig. Ein oder mehrere Nährstoffe werden vom Körper nicht vertragen. Je mehr Unverträglichkeiten der Mensch entwickelt, desto schwieriger wird es für ihn, sich zu ernähren.

Im übertragenen Sinne kann man die Sprache der Seele so interpretieren, dass die verträgliche Nahrung nicht im Außen zu finden ist, sondern im „Innen". Leben von innen nach außen - nicht umgekehrt. Sämtliche Unverträglichkeiten haben übergeordnet ihre Analogie im Seelischen. Bei Menschen, die an Lebensmittelallergien leiden, geht es meines Erachtens auch um eine Verneinung des Äußeren, d.h. einem „Nein" der rein körperlichen Ernährung. Es ist sozusagen ein Hilfeschrei der Seele, die nach Zuwendung verlangt. Die Seele will genährt werden, will keine Nahrung von außen, sondern in ihrem Sein gesehen werden.

Das bedeutet: Indem sie sich selbst in ihrem wahren Sein erkennen, annehmen und leben, so wie sie wirklich sind und was sie als Individuum ausmacht, werden sich auch die äußeren Symptome verflüchtigen. Es geht im Grunde auch darum, zu sich selbst, ihrem wahren Sein „Ja" zu sagen, was gleichbedeutend mit einem „Ja" zum wahren Leben, ihrem Leben, ist.

Loslassen

Loslassen, was nicht glücklich macht

Ein Satz, den viele schon irgendwo gehört oder gelesen haben. Im ersten Moment klingt es sehr logisch und verständlich, und die meisten können diese Worte auch bejahen. Aber was heißt es konkret für sie persönlich, für jeden Einzelnen? Was und wie lasse ich los, was ich nicht haben will? Das „was" können viele spontan beantworten, jedoch wie im konkreten Falle persönlich umsetzen?

Fast jeder erfährt in seinem gegenwärtigen Leben, in bestimmten Situationen, Beziehungen oder im persönlichen Bereich mehr oder weniger eine gewisse Unzufriedenheit. Eine unglückliche Partnerschaft, Konflikte im familiären oder beruflichen Bereich können einem das Leben genauso schwer machen, wie persönliche Probleme, körperlich - psychisches Leid, Schmerz oder Krankheit.

Was hat nun dieses Thema mit Seelenernährung gemeinsam? Wie bereits geschildert, steht die Seele in Wechselwirkung und engem Kontakt mit dem Körper und dem Umfeld, in dem sich der jeweilige Mensch bewegt. Sie wirkt über die Grenzen des Leiblichen hinaus als erweiterter Körper. In diesem Sinne haben unglückliche Beziehungen, Situationen und Lebensbedingungen immer auch analogen Charakter zum Seelischen. Unglück, Unzufriedenheit, Angst oder beispielsweise Ärger sind belastend und beengend, sie engen uns ein - nicht nur im Glücklichsein, sondern sie belasten den Menschen in seinem gesamten Leben und damit auch die Seele. Das gefangen sein im körperlichen und seelischen Sinne, in Situationen, im persönlichen, familiären und beruflichen Umfeld raubt Kraft und Energie. Energie, die sie wesentlich besser für sich einsetzen könnten. Energie, die sie nützen könnten, um frei, glücklich und erfolgreich zu sein, um in jeder Hinsicht - persönlich, geistig und spirituell - zu wachsen. Die Frage ist also: Wie können sie das loslassen, was nicht ihrem eigenen Glück dient und sie damit in einen Zustand der vollkommenen Zufriedenheit versetzt?

Der erste Schritt dem näher zu kommen, ist sich nach innen zu wenden. Was sie wirklich glücklich macht, finden sie nicht im Außen. Die Erkenntnis dessen, was sie wirklich erfüllt und ihr Leben harmonischer werden lässt, erfahren sie nur über ihre innere Stimme. Erst im Kontakt mit ihrer Seele erkennen sie ihr wahres Sein und das, was Sie wirklich froh macht. Wichtig ist es dabei nicht nur in Ruhe einmal zu überlegen, was sie nicht mehr wollen, sondern sich auch Gedanken darüber zu machen, was ihr Leben bereichern würde. Dabei sollten sie sehr konkret werden, Vorstellungen und Wünsche bis ins kleinste Detail ausführen und sich gedanklich ausmalen. Eventuell können sie diese neuen Wünsche zu Papier bringen oder in irgendeiner anderen Form visualisieren, um dem mehr Kraft zu verleihen. Sie visualisieren dann z.B. ihren Wunsch nach einem ästhetischen Körper ganz ausführlich und führen diesen Wunsch konkret auf:

- Wie genau sehen sie dann aus?
- Welche Haarfarbe, Haarlänge und Frisur haben sie dann?
- Wie sieht ihr Gesicht aus, Beine, Po ect?
- Welche Kleidung tragen sie dann?
- Welche Gefühle und Emotionen haben sie?
- Welches Parfüm und welche Ausstrahlung haben sie auf andere?
- usw.

Ebenso verfahren sie mit eventuellen anderen Wünschen, so dass sie einen Zustand des vollkommenen Glücks und der Zufriedenheit spüren. Danach gilt es, diese Wunschvorstellungen in ihrem Alltag kontinuierlich mit ihren Gedanken und ihrer Geisteskraft aufzuladen. Gut ist es, sich feste Zeiten - mindestens ein Mal täglich - einzuräumen, in denen sie sich gedanklich mit ihrem glücklichen Leben befassen und es sich weiter ausmalen.

Damit haben sie bereits begonnen, ihre geistige Energie in Gedanken nicht ausschließlich in unglückliche oder nicht erwünschte Lebensumstände zu verlieren, sondern sie haben ihren Gedanken auch Raum für Glück und Freude gegeben. Damit können sie ihre Stimmung - wenn auch anfangs nur für Momente - heben.

Eine japanische Weisheit beschreibt den Prozess dieser Veränderung, der dadurch geschieht sehr treffend:

**„Das Glück tritt gern in ein Haus ein,
wo gute Laune herrscht."**

Eine positive Stimmung wirkt sich nicht nur äußerlich aus, sie nährt gleichzeitig ihre Seele. Über die Seele nähren sie wiederum ihren Körper und ihr Umfeld, was über einen Rückkoppelungseffekt wieder positiv auf sie zurückwirkt. Sukzessive verschiebt sich so fast automatisch ihr aktuelles Leben in eine Richtung, die mit ihren Wünschen von Glück und Zufriedenheit mehr und mehr übereinstimmt. Die Erkenntnis, dass sie mit einem kleinen Funken der Veränderung ihrer Gedanken letztlich ihr gesamtes Leben umkrempeln können, ist doch sehr verlockend. Und das sie alleine - und nur sie - im Einklang mit ihrer Seele, ihrer inneren Stimme zu dieser Tat fähig sind. Nützen sie daher ihre in ihnen innewohnende schöpferische Kraft und machen sie sich selbst glücklich!

Das Loslassen dessen, was sie nicht glücklich macht, wird umso leichter, je mehr sie auf ihre innere Stimme hören und damit das nähren, was sie wirklich froh macht. Froh macht und nährt im körperlichen und seelischen Sinne.

Ruhe und Meditation hilft ihnen den Weg zu sich selbst zu finden, die innere Stimme wahrzunehmen und das Seelische in sich wieder zu erkennen, zu nähren und zu entfalten. Wer seine Seele nährt, kommt seiner wahren Bestimmung wieder näher und wird das finden, wonach er schon so lange sucht: Freude, Glück und Zufriedenheit.

Daher kehre zurück zu dir selbst, auch Lao Tse (Tao Te King) lehrte dies schon mit den Worten:

„Gelange zu äußerster Leere,
bewahre höchste Gelassenheit,
die Zehntausend Dinge bersten ins Leben,
während ich ihre Rückkehr beobachte.
Alles Lebendige kehrt zu seinen Wurzeln zurück
und erreicht Gelassenheit.
Das heißt zur Bestimmung zurückkehren."

Der Prozess des Loslassens kann mit Hilfe der Atmung noch gefördert werden, was ich im Anschluss beschreiben werde.

Loslassen durch natürliche Atmung

Atmen heißt Leben. Aus voller Kraft zu atmen bedeutet, sein Leben voll auszuschöpfen. Wer nur oberflächlich atmet, nützt daher nicht das ganzes Potential dessen, was möglich ist. Wenn sie ihre Atmung bewusst beobachten und feststellen, dass sie gewohnheitsgemäß eher flach atmen, entspricht dies in Analogie ihrem Leistungs- und Energiehaushalt von Körper und Seele. Das heißt, mit einer oberflächlichen Atmung nutzen sie nicht ihre maximale Leistungskraft, die sie ihrem körperlich - seelischen Sein zufolge hätten.

Die Atmung steht im engen Zusammenhang mit unserer körperlich - seelischen und geistigen Gesundheit und ist daher wesentlich an einer Ernährung von Körper und Seele beteiligt. Mit der natürlichen Atmung wächst ihre Fähigkeit Lebensenergie freizusetzen und aufzunehmen, die sie für ihre geistige Entwicklung und seelische Unabhängigkeit so dringend benötigen. Indem sie bewusst tief einatmen strömt Licht- oder Lebensenergie ein, verteilt sich und wirkt so im ganzen Körper. Die durch das Einatmen aufgenommene Lebensenergie ist Nahrung – Nahrung für Körper und Seele. Je mehr sauerstoffreiche Nahrung den Zellen zufließt und sie sättigt, desto mehr sauerstoffarme, verbrauchte Luft kann ausgeatmet werden.

Unsere Atmung ist mit allen Aspekten unseres Seins verknüpft, angefangen von unseren Organen, Gewebe, Knochen, Muskeln, Blut und Hormonhaushalt, bis hin zu unseren Gedanken, Einstellungen, Emotionen und unserem Bewusstsein. Atmung ist lebenserhaltende Nahrung. Wie, was und wie viel wir ein- und ausatmen, trägt daher maßgeblich zu einer gesunden, ganzheitlichen Ernährung von Körper und Seele bei.

Bewusst tiefe Atmung versorgt unseren gesamten Organismus mit mehr Lebensenergie als flache Atmung und erhöht schon allein dadurch das Energiepotential. Da die Atmung aber auch in Verbindung zu unseren Emotionen, Gedanken und Wünschen steht, ist es nach diesem Gesetz auch möglich, über das Wechselspiel neue Gedanken, Emotionen und Wünsche einzuatmen und alte, unerwünschte Gedanken über die Ausatmung loszulassen.

Sie können die der Atmung innewohnende Kraft nutzen, indem sie z.B.

- Freude einatmen und Angst ausatmen
- Gedanken der Freude einatmen, alte Gedanken der Trauer ausatmen
- Emotionen der Freude einatmen, alte Emotionen der Angst und Trauer ausatmen
- Liebe einatmen, - Hass, Eifersucht, Neid ausatmen

Je mehr sie sich mit Gedanken, Emotionen und Wünschen der Freude verbinden, desto mehr nähren sie ihre Seele und können Ballast des irdischen Seins über die Atmung loslassen.

Damit beschreiten sie den Weg zu mehr Freude und geben sich mehr Raum. Raum, den sie damit auch ihrer Seele einräumen und so dem Körper. So können sie über den Körper hinaus auch die Seele gut nähren. Über diesen Prozess heilen und befreien sie sich von Ballast, von dem, was nicht ihrem wahren Sein entspricht.

Wenn du atmest,
sollst du voller Freude sein
und deine Freude fühlen.
Sei dir bewusst,
wie viele Gründe zur Freude
du hast.
Dann bist du mit all diesen Möglichkeiten
für dein Glück in Berührung.

(Thich Nhat Hanh)

Unterschied von äußerer und innerer Sinneswahrnehmung

Äußere Sinne

„Wir sehen nur mit dem Herzen gut", sagt der kleine Prinz im Buch von Antoine de Saint Exupery und hat damit ja auch irgendwie recht, denn im Herzen wohnt die Liebe. Und Liebe ist das wichtigste im Leben.

Bleiben wir beispielsweise bei der körperlichen Ernährung und dem, wie sie mit ihren Sinnen wahrnehmen und aufnehmen. Stellen sie sich beispielsweise vor, sie wachen nach einem erholsamen Schlaf am Sonntagmorgen auf, die ersten Sonnenstrahlen beleuchten das Zimmer und durchs Fenster erblicken sie einen fast wolkenlosen, blauen Himmel. Sie verspüren jetzt ein Grummeln im Magen und denken an Frühstück. Schon alleine der Gedanke an einen frisch aufgebrühten Kaffee und frische Brötchen macht Lust aufzustehen. Der noch in der Kanne befindliche Kaffee verströmt seinen aromatischen Duft in der ganzen Küche, dessen Geruch sie mit Genuss aufnehmen. Auch die im Ofen aufgebackenen Brötchen duften mittlerweile lecker und regen ihren Appetit schon aufgrund des hellgelben Anblicks wegen an. Um dem Ganzen noch eine gemütliche, entspannte Atmosphäre zu verleihen, legen sie eine Klassik-CD ein, die sie während des Frühstücks leise im Hintergrund hören wollen. Am Sonntag haben sie den Tisch etwas stilvoller gedeckt als sonst, mit roter Kerze und farblich passender Tischdecke, Geschirr und Platzsets, so dass der Frühstückstisch mehr als einladend wirkt.

Der Kaffee riecht nicht nur herrlich, er schmeckt auch entsprechend und ebenso die frischen Brötchen. Dazu süß-saure Beerenmarmelade und würziger Käse, der reinste Genuss.

Ein Beispiel, dass sie vielleicht in dieser oder ähnlicher Form selbst schon erlebt haben, wenn ihre Sinne sie in Hochform bringen. Tagtäglich setzten wir unsere Sinne in allen möglichen Situationen ein. Nicht nur beim Essen, ebenso sind sie uns bei der Arbeit, in der Freizeit und in zwischenmenschlichen Beziehungen hilfreich und nützlich. Sie sind im alltäglichen Leben uns ein wichtiges Werkzeug geworden und ermöglichen es uns zu unterscheiden, zu bewerten oder Vergleiche zu ziehen. Bleiben wir beim Essen, so sagt uns unser Riechsinn z.B., ob der Kaffee stark oder wässrig riecht, ob die Milch sauer oder süß riecht usw. Wir bewerten, ob etwas gut oder schlecht schmeckt, was individuell unterschiedlich ist, je nachdem welche Vorlieben und Abneigungen ein Mensch hat. Wir bewerten Lebensmittel nach Aussehen, Geschmack, Geruch oder Farbe ebenso, wie Situationen, Dinge und Menschen. Jemanden nicht riechen können bedeutet beispielsweise: Ich mag ihn nicht.

Wir sind es so gewohnt unsere Sinne überall einzusetzen, dass es uns oft gar nicht mehr bewusst ist.

Auf der anderen Seite haben wir auch teilweise verlernt, unsere äußeren Sinne bewusst zu nutzen oder unsere Sinneswahrnehmung ist abgestumpft oder schlecht ausgebildet. Teilweise sind Menschen von Kindheit an in ihrer Gefühls- und Sinneswahrnehmung gehemmt. Gerade in der Gesundheitsförderung und Suchtprävention wird daher seit einigen Jahren vermehrt versucht, Kindern ihren Sinnen wieder näher zu bringen, ihre Sinne zu sensibilisieren. Kinder stark machen durch die Sensibilisierung der Sinne, heißt es oft in Slogans. Sie stark machen, um beispielsweise nicht in eine Welt der Drogen-, Nikotin- oder Alkoholsucht abzugleiten. Über die Sinne frühzeitig zu erkennen, zu bewerten und zu unterscheiden lernen, was ihnen gesundheitlich schadet und was nicht. Spielerisch mit verschiedenen Methoden lernen Kinder ihre äußeren Sinne bewusster wahrzunehmen, sie zu nutzen und im alltäglichen Leben einzusetzen.

Wahrnehmung über die äußeren Sinne, Sensibilisierung der Sinne, Hören, Riechen, Schmecken, Sehen und Fühlen und bewusst damit umgehen lernen, wird teils von den Eltern, teils von pädagogischem Personal in Kindergärten und Schulen gefördert. Sinne, die den Gefahren der Sucht präventiv vorbeugen, die das Leben bunter, vielseitiger und lebendiger werden lassen. Alles gute Aspekte, die äußeren Sinne wichtig zu nehmen und mit allen Sinnen zu genießen. Stellen sie sich vor, sie könnten nicht Hören oder Sehen - es ist ohne Zweifel ein Verlust. Nicht allen Menschen stehen alle fünf Sinne zur Verfügung, wie z.B. Blinden oder Gehörlosen. Wir sollten daher dankbar sein die Welt mit allen Sinnen begreifen zu können.

Aber, was sind dann die inneren Sinne? Für was sind sie gut? Und was ist überhaupt der Unterschied?

Im Folgenden will ich erklären, warum eine Differenzierung in äußere und innere Sinne wichtig ist, und was es mit den inneren Sinnen auf sich hat.

Innere Sinne

Die äußeren Sinne sind uns, so glauben wir zumindest, im Alltag hilfreich und bereichern unser Leben. Sie können aber in Wahrheit oft mehr schädlichen Einfluss auf uns nehmen. Die Welt, so wie wir sie sehen und als Wirklichkeit deklarieren, entspricht nicht der ganzen Wahrheit. Wahrheit und Wirklichkeit sind demnach nicht identisch.

Denn die äußeren Sinne, mit denen wir wahrnehmen, empfinden und eine Wirklichkeit erschaffen, sind Werkzeuge des Egos. Sie unterstützen uns nicht auf der Suche nach unserem wahren seelischen Sein und unserer eigentlichen Wahrheit. Alles was nicht der Wahrheit entspricht und dazu gehören die äußeren Sinne, ist eine Erscheinung des Egos. Es ist daher nichts anderes als Täuschung, Illusion. Wahrheit ist immer mit Liebe und Freude verbunden. Hass, Neid, Gier, Machtstreben, Stolz oder Angst sind erst aus der Dualität (Trennung) hervorgegangen. Sie sind entstanden durch die Identifikation mit einem falschen Ich, dem Ego und nicht von Gott gewollt. D.h. immer, wenn das Wahrnehmen oder Empfinden nicht mit einer inneren Liebe und Freude verbunden ist, entspricht es auch nicht der Wahrheit. Wir sehen dann quasi alles durch eine rosarote Brille. Wir sehen ein verfärbtes, verzerrtes Bild, dass wir mit Hilfe unserer äußeren Sinne und dem Verstand erzeugen. Es entsteht eine Wirklichkeit, die wir, identifiziert mit einem „falschen Ich", sehen wollen. Diese Wirklichkeit entspricht weder der Wahrheit, noch in irgendeiner Weise unserem wahren Sein. Die äußeren Sinne des Egos verführen uns also sehr oft auf der Suche nach Befriedigung und Glück.

Nur das Ego kennt den Mangel, kennt ein besser oder schlechter, gesund und ungesund, wert und nicht wert usw. Bewertungen dieser Art nehmen wir unter anderem mit unseren äußeren Sinnen vor.

Das Ego braucht diese Einteilungen, Bewertungen und Vergleiche, da es sich ständig messen muss, um sich seine eigene Existenz zu beweisen. Im wahren Sein der Seele besteht kein Mangel, es ist alles im Überfluss vorhanden. Es gibt keine Unterschiede, denn vor Gott sind alle gleich und doch einmalig in ihrem Sein auf Erden.

Um den Unterschied von äußeren und inneren Sinnen begreiflicher zu machen, im Folgenden ein Beispiel dazu:

Vielen schmecken Schokolade oder andere Süßigkeiten sehr gut. Sie nehmen also mit ihrem Geschmackssinn wahr, Schokolade mag ich, und es verlangt sie immer wieder danach. Sie haben dann zwei Möglichkeiten: Entweder sie geben dem Verlangen, dieser Lust, wieder und wieder nach, oder sie reagieren mit ihrem Verstand, der an sie appelliert, Schokolade macht dick, ist nicht gut für mich und ein Verbot ausspricht. Der Verstand, das Ego, sagt also z.B.: Schokolade ist nicht gut, Apfel ist besser. Sie beginnen mit dem Verstand zu beurteilen, zu trennen, was gut und schlecht für sie ist, was gesund und was ungesund ist. Durch den Prozess des Trennens entsteht wiederum ein Mangel. Mangel deshalb, weil sie plötzlich wählen müssen entweder die Schokolade oder den Apfel. Wählen sie die Schokolade, denunziert sie ihr Ego z.B. mit den Worten: „Jetzt hast du schon wieder Süßes gegessen, so nimmst du ja nie ab" usw. Wählen sie den Apfel, fällt das Urteil nicht weniger gut aus, nur indirekter. Sie sind vielleicht oberflächlich zufrieden aber unbewusst ist ein Teil nicht befriedigt worden. Im Unterbewusstsein treibt uns der Wunsch weiter nach vollkommener Befriedigung und das führt womöglich nach kurzer Zeit wieder zum Verlangen nach etwas Essbarem. Vollkommen zufrieden und satt werden sie jedoch dadurch nicht. Unsere Sinne haben den süßen, angenehmen Geschmack in Erinnerung und als positive Empfindung oder gar Glück im Gemüt (Psyche) gespeichert.

In Schokolade, oder dem Konsum anderer Dinge, glauben wir das Glück zu finden. Glück kann man jedoch weder kaufen noch konsumieren, Glück und Freude entspringt aus ihrem seelischen Sein und muss von dort aus genährt werden. Das Ego, in seiner materiellen und körperlichen Bezogenheit sagt dir, dass du glücklich und zufrieden bist, wenn du Schokolade hast, ein neues Kleid, einen Freund etc.

Sobald sie jedoch z.B. ein neues Kleidungsstück haben, wird ein neuer Wunsch in ihnen auftauchen, der ihnen Glück und Zufriedenheit verspricht. In der Identifikation mit dem Ego werden sie das vollkommene Glück nie erlangen. Das Ego weiß nichts vom wahren Glück, es kennt das Vollkommene, diese Fülle, die in dir selbst liegt, nicht. Das Ego kennt nur den Mangel, weil es mangelhaft ist bzw. nicht ist. Eben dies Erleben wir in alltäglichen Situationen so, in denen wir über unser Ego die Zufriedenheit in materiellen Dingen suchen. Sobald wir glauben, es gefunden zu haben, taucht ein neuer Wunsch auf, dass ein Empfinden von Mangel voraussetzt.

Die Empfindungen des Egos, die im Bereich der Gegensätze liegen, haben eine trügerische Wirkung auf das Bewusstsein. Diese Empfindungen ziehen früher oder später immer das Gegenteil nach sich, da in der materiellen Welt alles dem Werden, Wandel und Verfall unterworfen ist. Hier gibt es keinen Gegenstand, keine Nahrung, die uns auf Dauer dieselbe Art von Freude oder Genuss vermitteln könnte. Wird uns aber diese Freude entzogen, so leiden wir unter ihrem Verlust. Die Freude wendet sich zum Leid. Hinzu kommt, dass wir, um in den Genuss einer Freude zu kommen, Taten begehen, die negative Auswirkungen nach sich ziehen, und uns somit früher oder später erleiden lassen, was wir anderen angetan haben.

Im Karma verankerte frühere Eindrücke und Empfindungen wirken ebenfalls in unser heutiges Leben hinein. Durch alte emotionale Bindungen und Verhaltensmuster z.B. aus früheren Leben oder dem jetzigen familiären Umfeld erzeugen wir immer wieder dieselben Bilder bzw. dieselbe Wirklichkeit. Das heißt, wir nehmen Menschen, Situationen oder Dinge entsprechend dieser alten Erfahrungen wahr. Diese Wahrnehmungs- und Empfindungsmuster haben wir gespeichert. Sie lenken unsere Aufmerksamkeit im Hier und Jetzt permanent in die Vergangenheit. Wenn sie beispielsweise Armut kennen, sowohl aus früherer Zeit, wie heute, so werden sie wahrscheinlich aus einem Gefühl des Armseins heraus Denken und Handeln. Auch ihre äußeren Sinne sind diesem Muster treu und lenken sie permanent so erfolgreich von sich selbst ab, von ihrer Fülle, ihrem wahren Sein.

Wir sind so mit der materiellen Welt beschäftigt, dass wir den Blick für uns selbst verlieren, den Blick für die Seele. Es wäre daher sehr wichtig, dass wir wieder Kontakt zu unseren inneren Sinnen, der inneren Stimme aufnehmen. In uns hineinspüren, hören, sehen und uns im oben genannten Beispiel fragen, was würde mir im Moment wirklich schmecken. Die inneren Sinne sind Werkzeuge der Seele und führen zum wahren Selbst. Sie dienen dazu, sich seiner selbst zu erinnern. Trotzdem können wir uns die materiell - körperliche Welt zu nutze machen. Denn alles „Äußere" ist gleichzeitig ein Spiegel unserer Seele. Nütze deine äußeren Sinne zur Wahrnehmung und ziehe sie dann nach innen. Reflektiere alles, was du äußerlich wahrnimmst und beziehe es auf dich. Mit Hilfe der inneren Sinne, kannst du dann die äußeren Wahrnehmungen meditativ auf dich wirken lassen, und somit mit deiner Seele bzw. deiner inneren Stimme Kontakt aufnehmen, hören was sie dir zu sagen hat.

Zum Schluss dieses Kapitels eine Geschichte, die sehr gut verdeutlicht, wie uns unsere äußere Wahrnehmung, Empfindung und Vorstellung von Menschen, Situationen und Dingen täuscht. Obwohl wir so oft davon überzeugt sind, dass das, was wir über unsere äußeren Sinne wahrnehmen, was wir uns intellektuell vorstellen, das einzig Wahre ist.

Wir verkennen, das unsere Wahrnehmung und Vorstellung von der Welt und dem was ist, nur subjektive Wahrnehmung ist, nur ein begrenzter, winzig kleiner Ausschnitt des Ganzen ist. Wir müssen daher wieder lernen, die Welt objektiv zu betrachten und uns unserer Subjektivität bewusst werden, was ich in der folgenden Geschichte zeigen möchte:

In Indien gingen sieben Blinde durch die Straßen und stießen auf einen Elefanten. Der erste Blinde hatte ein Elefantenbein erwischt und schilderte den anderen, wie ein Elefant aussieht. Er sagte: ‚Ein Elefant ist wie eine Säule, stämmig und stabil.' Derjenige, der den Rüssel zu fassen bekam, sagte: ‚Nein, nicht wie eine Säule, das ist doch falsch. Ein Elefant ist eher wie ein Schlauch, innen hohl und beweglich.' Und der Blinde, der den Bauch zu fassen bekam, sagte: ‚Also beweglich und Schlauch – stimmt alles nicht. Ein Elefant ist wie eine Kugel.' Da widersprach der, der das Ohr hatte: ‚Nein, er ist wie ein Seeigel, flach und beweglich.' Und derjenige, der den Schwanz in der Hand hielt, sagte: ‚Niemals wie ein Seeigel. Er ist wie ein großer Pinsel, nur sehr viel rauer.' Jeder schilderte etwas anderes. Jeder hatte aber auch ein Stückchen der Wahrheit erhascht. Doch jeder glaubte, er hätte die ganze Wahrheit erfahren. Hätten sie ihre Erkenntnisse ausgetauscht, wäre vielleicht das gesamte Bild zum Vorschein gekommen. Aber da jeder nur urteilt, was er kennt durch dieses winzige Stückchen, glaubt er irrtümlicherweise, sein Eindruck sei der richtige und der andere sehe alles falsch. Auf diese Weise hatte keiner der sieben Blinden überhaupt eine Chance, die Wahrheit zu erkennen.

Nur über ihre Seele bekommen sie Zugang zu ihrer ganzen Wahrheit. In der äußeren Wahrnehmung des Egobewusstseins können sie nur subjektiv sein und niemals ganz. Das Ego kennt das Ganze nicht und es kennt die Wahrheit nicht. Die Seele ist Teil des Ganzen und beinhaltet als Teil das Ganze. Öffnen sie sich nach innen und lassen sie sich von ihren inneren Sinnen und ihrer inneren Stimme den Weg weisen.

Werden sie weit wie der Himmel - eine Zen-Geschichte -

Ein Schüler fragte seinen Lehrer: „Was ist der richtige Weg?"
Der Meister erwidert: „Der alltägliche Weg ist der richtige Weg."
Wiederum fragte der Schüler: „Kann man diesen Weg erlernen?"
Der Meister sagte: „Je mehr du lernst,
desto weiter kommst du vom Weg ab."
Darauf fragte der Schüler: „Wenn man dem Weg
nicht durch Lernen näher kommen kann,
wie kann man ihn erkennen?"
Da sprach der Meister zu ihm: „Der Weg ist
nichts Sichtbares und nichts Unsichtbares.
Es ist nichts Erkennbares und auch nichts Unerkennbares.
Suche ihn nicht, lerne ihn nicht, nenne ihn nicht!
Sei weit und offen wie der Himmel und
du bist auf dem richtigen Weg."

Seele nähren mit den inneren Sinnen

Grundsätzlich nähren sie ihre Seele mit allem, was in ihnen Freude auslöst, ob mit einem schmackhaften Essen, einem Spaziergang in der Natur, Pflanzen, Farben, Gegenständen, mit denen sie sich umgeben.

Die Erfindung der holographischen Sichtweise unseres Universums, wofür Dennis Gabor 1971 den Nobelpreis erhielt, besagt: „Dass jedes Teil das Ganze enthält und dass das Ganze aus dem Teil rekonstruiert werden kann." Dies ist nicht aus der Luft gegriffen und bedeutet, dass auch in jedem kleinen Teil unserer äußeren Welt unser ganzes Sein enthalten ist.

Das heißt z.B. nicht nur in der Fußreflexzonenmassage, Irisdiagnose oder Horoskopanalyse können wir etwas über unser individuelles, seelisches Sein erfahren und erkennen, sondern tagtäglich bieten sich ihnen unzählige Möglichkeiten in ihrem Umfeld: im Essen, in Farben usw., das ihre Persönlichkeit, ihre Seele, spiegelt. Sie brauchen dazu nicht unbedingt eine Ausbildung absolvieren und viel Geld investieren, es ist einzig und alleine erforderlich, dass sie sich ihrer inneren Stimme zuwenden und lernen ihre inneren Sinne zu benutzen. Je mehr sie es verstehen ihr eigenes inneres Wissen auszugraben und anzuwenden, desto mehr werden sie ihre Seele nähren, wachsen und sich gleichzeitig im ganzheitlichen Sinne heilen. Die Harmonie von Körper, Geist und Seele wird sie glücklicher und zufriedener machen.

In diesem Kontext ist ihnen vielleicht schon aufgefallen - oder sollten sie sich einmal beobachten - wie sie am liebsten sinnlich wahrnehmen. Welche/welchen ihrer fünf Sinne sie besonders gerne mögen und benutzen. Nehmen sie eher visuell, auditiv oder mehr über den Geschmack, das Fühlen oder den Geruch Situationen, Dinge oder Menschen wahr?

Sind sie beispielsweise mehr ein visueller Typ und empfinden große Freude beim Betrachten von Bildern, Farben, Figuren etc. oder ist ihnen das bloße Anschauen eines Gegenstandes zu wenig und sie lieben es, alles mit ihren Händen zu berühren, die flauschigen Stoffen oder die glatte Oberfläche von Ton, Holz und anderen Materialien die sie gerne anfassen. Wenn sie mehr Freude empfinden bei der Berührung, dann sind sie wahrscheinlich ein kinästhetischer[12] Genießer und empfinden verstärkt Freude beim Anfassen von Dingen und Menschen.

Manche Menschen haben einen ausgeprägten Geruchssinn und empfinden es als geradezu lustvoll, die verschiedensten Düfte zu riechen. Ob sie in der Kosmetikabteilung eines Kaufhauses die neuesten Dürfte mit freudiger Genugtuung in sich aufnehmen oder selbst zu Hause Räucherstäbchen und Duftkerzen abbrennen, um sich mit wohligen Gerüchen zu umgeben. Tun sie es, wenn ihnen danach ist, es nährt auch ihre Seele.

Andere wiederum erleben ihre Freude beim Hören eines klassischen Konzertes oder einer Musik ihrer Wahl. Sie genießen es, das Rauschen des Meeres oder beim Spaziergang den starken Herbstwind um sich pfeifen zu hören.

Auch der Geschmackssinn mit seinen Gaumenfreuden ist nicht zu verachten. Den süßlich, schokoladigen Geschmack auf der Zunge zergehen zu lassen und zu genießen oder ein geräucherter, salziger Schinken zum frischen Bauernbrot, kann manch grauen Alltag wieder angenehmer machen.

Dennoch sollten sie bei der Ernährung der Seele immer auch auf ihre inneren Sinne achten, denn oft führen uns die äußeren Sinne nur in die Irre und sind daher nicht wirklich nahrhaft im seelischen Sinne. Die äußeren Sinne können nicht wirklich erkennen, was die Seele nährt und braucht. Die Seele jedoch kennt die ganze Wahrheit, und nur über die innere Wahrnehmung erkennen sie sich selbst und das, was sie wirklich brauchen.

Sie können in diesem Sinne den Gehörsinn auf andere Art und Weise für sich nützen, indem sie beispielsweise einmal ihre Stimme beobachten und damit experimentieren. Wissen sie, wie ihre Stimme normalerweise klingt? Ist sie eher leise oder laut, energisch oder

---

[12] Kinästhetik = Lehre von den Bewegungsempfindungen

schwach? Sprechen sie mehr in einem ruhigen Ton oder schnell, holprig ect? Jonglieren sie mit ihrer Stimme und testen sie, wie sie sich am wohlsten fühlen. Selbst in der Stimme zeigt sich ihr seelisches Sein und kann ihnen mit Hilfe ihrer inneren Stimme zu erkennen geben, was der Seele mehr Freude bereiten würde bzw. was sie seelisch nährt. So kann es z.B. sein, dass sie bisher mit leiser Stimme gesprochen haben, sie im inneren Erleben des Seelischen aber feststellen, dass sie sich mit einer energischeren, lauteren Stimme wohler fühlen würden. Mit einer lauten Stimme werden sie wahrscheinlich besser gehört, mehr beachtet, was ihre Seele zur Entwicklung und Entfaltung bedarf und ihr daher Nahrung ist.

Diese Information über ihr momentanes seelisches Sein ist wiederum übertragbar auf alle anderen Bereiche ihres Lebens. Sie bestätigt ein weiteres Mal die holographische Sicht unseres Universums, die besagt, dass jedes Teil das Ganze enthält und dass das Ganze aus dem Teil rekonstruiert werden kann. Dies bedeutet folglich, sie können in diesem Beispiel ihre Seele mit allem nähren, was ihnen mehr Beachtung, mehr Gehör verleiht. Am leichtesten ist es meistens bei sich selbst zu beginnen, z.B. in dem sie durch entsprechende Kleidung oder Farben ihr äußeres Erscheinungsbild so verändern, dass sie mehr beachtet und gesehen werden. Sich selbst in all ihren physischen, seelischen und geistigen Bedürfnissen Beachtung zu schenken und entsprechend zu handeln.

Oder aber ihnen wird über den seelischen Dialog und ihre innere Wahrnehmung bewusst, dass sie zwar eine laute, feste Stimme haben, die aber im Klang sehr kalt auf sie wirkt. Das könnte im seelischen Kontext bedeuten, dass die Seele mehr Wärme braucht. Seelennahrung wäre in diesem Beispiel alles, was sie in irgendeiner Form wärmt. Ob warmes Essen, warme Farben, wärmende zwischenmenschliche Beziehungen etc. Auch dabei sollten sie immer wieder im Kontakt mit ihrer inneren Stimme Entscheidungen treffen und entsprechend handeln.

Um noch ein letztes Beispiel zu geben. Ein gutes Einfühlungsvermögen für Dinge und Menschen, also ein ausgeprägtes Gespür im Außen hat ebenfalls einen Bezug zu ihrer Seele. Sie sollten ihre Begabung des Fühlens und Spürens auch für sich selbst nützen. Durch ein inneres Einfühlen und Hinspüren finden sie heraus, was die Entfaltung ihres seelischen Seins fördern würde. So erleben sie sich in der äußeren Wahrnehmung sehr empathisch und fürsorglich, das nach innen Spüren verrät ihnen dagegen ihren eigenen Mangel in diesem Bereich. Sie sollten in diesem Falle mit Hilfe ihrer inneren Stimme selbst daran arbeiten sich diesbezüglich zu nähren und schauen wo sie die nötigen Streicheleinheiten bekommen.

Der Weg zum „Ich“

Tiefste innere Sattheit und Zufriedenheit zu empfinden, erwächst nicht den Umständen, sondern dem Inneren ihres Wesens. Lernen sie mit neuen Augen zu sehen - ohne die Filter ihrer Urteile und Klassifizierungen - und lassen sie sich von ihrer inneren Stimme führen. Indem sie ihre Aufmerksamkeit und Konzentration nach Innen lenken, entsteht ein Ort höchster Stille und Empfänglichkeit, in der sie die Quelle ihrer Weisheit, Kreativität und die Spontaneität ihrer Seele entdecken.

Es wird uns von klein auf beigebracht, dass der denkende Verstand im Besitz aller Weisheit sei, und wir widmen deshalb ein Großteil unseres Lebens dem Erwerb von äußerem Wissen und Informationen. Solange wir aber die Welt und uns selbst durch einen Filter äußerlich gewonnener Eindrücke, Empfindungen und angesammelter Bilder von uns und der Welt, wie sie uns erscheint, betrachten, bleiben wir uns selbst fremd bzw. bleibt uns unser wahres „Ich“ verborgen. Wir glauben allzu oft, wir kennen uns gut, dabei ist das, was wir kennen, nur etwas, was wir über uns selbst denken. Unser Denken über uns und die Welt verhindert es, einen Blick dahinter zu werfen und die Geheimnisse unseres seelischen Seins zu entdecken.

Die äußere Wahrnehmung über den Verstand ist geprägt von früheren Erfahrungen, Empfindungen und Bildern und ist somit den Beschränkungen der Konditionierungen und Informationen aus zweiter Hand unterworfen. Mit dem Verstand erzeugen wir lediglich Beschreibungen der Welt, die bereits der Vergangenheit angehören. Die Wahrnehmung nach Innen zu richten, bedeutet, sich im Hier und Jetzt der Gegenwart zu öffnen. Bedeutet nicht das Aufgeben seiner eigenen kreativen Fähigkeiten, sondern diese immer mehr zu nützen und seinen eigenen Weg zu gehen. Dies meint, dass sie beispielsweise Körper und Seele nicht nur ernähren, indem sie sich ausschließlich an ihren Verstand und dessen äußerlich erworbenen Informationen halten, sondern ihr eigenes inneres Wissen hinzuziehen.

Meist sind es Unzufriedenheit, Krankheit oder andere Schicksalsschläge, die uns zur Suche nach neuen Horizonten antreiben bzw. ermutigen, den Weg nach innen zu gehen. Oft drängt uns erst anhaltender Schmerz und Leid dazu, unsere Suche im außen aufzugeben, uns nach innen zu wenden, um das, was uns bedrückt, verstehen und heilen zu können. Auf dem Weg zu sich selbst lernen sie ihre seelischen Potentiale kennen und wert zu schätzen.

Die Flut von Nahrungsprodukten, Wissen über Ernährung, Hektik, Stress und Angst erschwert uns das Leben und die Wahl dessen, was uns wirklich gut tut und im ganzheitlichen Sinne nährt. Dabei ist es oft so, dass uns wissenschaftliche Errungenschaften und Informationen mehr verunsichern als dass sie uns den Weg für die ihnen angemessene Ernährung für Körper und Seele weisen.

Den für sie richtigen Weg, die richtige Ernährung, finden sie, indem sie sich vom Lärm in und um sich herum zurückziehen und in der Stille auf sich selbst besinnen. In östlichen Kulturkreisen nennt man dies in einen Zustand der „Leere" kommen. Erst wenn sie sich leer und frei gemacht haben von „Äußerem", sind sie wirklich bereit, Neues aufzunehmen und zu empfangen. Das bedeutet u.a., wenn sie bereit sind, die Dinge des irdischen Lebens loszulassen, öffnet sich ihnen das Himmelreich.

Stille ist zwar für manche etwas Unbehagliches, weil sie es mit Fehler und Mangel gleichsetzen. Um die Wunder der Stille, die ganze Bandbreite unseres seelischen Seins, erfahren zu können, ist das Loslassen aller auf unser Bewusstsein einwirkenden Gedanken jedoch notwendig. Sich einfach mit sich selbst zu begnügen und sich für Momente selbst genügen. Einfach sein und in diesem Sein sich selbst wirklich kennen zu lernen. In der Einfachheit des Seins, seiner Seele zu begegnen, sich selbst näher zu kommen.

In der Einfachheit des Seins:

- seine Vielfalt erkennen
- seine Freude und Liebe wieder finden
- sein Wissen erfahren
- seine eigenen verborgenen Fähigkeiten
- die Leichtigkeit des Seins

Und in dieser Leichtigkeit auf alle ihre äußeren, irdischen Probleme und Fragen eine Antwort finden. Durch die innere Veränderung erfolgt sukzessive eine Veränderung (nach und nach) im Außen. Inneres Erleben wird zum äußeren Erleben und sie werden im Erkennen ihrer inneren Schönheit und Einzigartigkeit ebenso das Schöne in der Natur, in den Pflanzen, Tieren, Menschen, im Alltag erkennen und erleben. So, wie sie zurück zu ihrer eigenen Natur, ihrer Natürlichkeit, ihrem seelischen Ursprung finden, so finden sie im irdischen Leben zu einer naturverbundenen Ernährung, die für Körper und Seele vollkommene Zufriedenheit und Sattheit garantiert.

Für den Weg nach innen, den Weg zum „Ich" gibt es keine bestimmt Methode, die man anwenden kann, sie lernen es nur in dem sie es tun. „Learning by Doing" nennt sich die Methodik. Im sich öffnen und neugierig in sich hineinhören, werden sie im Laufe der Zeit ihre innere Stimme immer besser verstehen. So entwickeln sie langsam selbst ein Gespür für sich und das, was das „Richtige" für sie ist.

Dabei sollten sie sich gerade in den Anfängen immer wieder bewusst machen, dass es kein richtig oder falsch gibt. So wie sie es tun und wie es gerade ist, ist es gut.

Denn:

- **Keiner macht es besser als sie.**
- **Keiner macht es so wie sie.**
- **Keiner fühlt, sieht, hört so wie sie.**
- **Keiner empfindet so wie sie.**
- **Keiner erlebt es so wie sie.**

Denn sie sind in ihrem seelischen Sein einzigartig und einmalig, sie sind etwas „Besonderes".

In der Gegenwart, in jedem Augenblick, gestalten sie so schon ihre Zukunft mit. Im Hier und Jetzt sein, heißt die Zukunft zu formen. Nicht mehr und nicht weniger brauchen sie tun, als auf ihre innere Stimme, ihren inneren Führer, zu hören und zu vertrauen. Im Einklang mit ihrer inneren Stimme finden sie heraus, was sie wirklich wollen, für wen oder was ihr Herz schlägt oder wofür sie sich beispielsweise in diesem Leben berufen fühlen.

Machen sie sich frei von Konditionierungen, Denken und Handeln im vorgegebenen Stil. Ihr Weg ist ein anderer und so einmalig wie sie selbst. Vertrauen sie daher ihrer inneren Stimme, vertrauen sie Gott, ihrem Schöpfer, nur er kennt den Weg und kann sie führen. Manchmal ist es schwer sich vom herkömmlichen Denken und Handeln zu lösen. Vielleicht hilft es ihnen den unten aufgeführten Weisheitsspruch aufzuschreiben und irgendwo in ihrer Wohnung aufzuhängen, wo sie ihn jeden Tag sehen und lesen können.

Den Weg, den du vor dir hast, kennt keiner.
Nie ist ihn einer so gegangen, wie du ihn gehen wirst.
Es ist dein Weg, unauswechselbar.
Du kannst dir Rat holen, aber entscheiden musst du.
Hör auf die Stimme deines inneren Lehrers.
Gott hat dich nicht alleine gelassen,
er redet in deinen Gedanken zu dir.
Vertraue ihm und dir.

Seelennahrung der Farben

Erforschungen von Licht und Farbe

Erst durch die physikalischen Experimente mit Licht von Newton (1643 - 1727) und anderen Forschern wurde festgestellt, dass weißes Licht beim Durchleuchten eines Prismas in unterschiedliche leuchtende Farben bricht. Das gleiche Phänomen erleben wir in der Natur, wenn sich Sonnenlicht in den Prismen von Regentropfen bricht und wir dadurch die bunten Farben des Regenbogens am Himmel beobachten können. Newton entdeckte auch, dass Farben eine eigene Schwingung besitzen und daher unterschiedlich hohe Energien ausstrahlen. Unser Organismus strahlt ebenso jeden Moment Schwingungen aus und erzeugt so ein Schwingungsfeld um sich. Den Begriff „Kraftfeld" wurde von M. Faraday und J. Clark erstmals beschrieben und es wurde die Vorstellung geboren, dass das Universum viele solcher Felder enthält, die miteinander interagieren und sich gegenseitig beeinflussen. Diese Erkenntnis nützen wir heute, indem wir von positiven oder negativen Energien oder Schwingungen sprechen, die uns beeinflussen, oder dass wir dadurch die Gedanken eines anderen lesen können.

Dieses so genannte energetische Kraftfeld konnte erstmals vom Ehepaar Kilian über eine besondere Form der Fotografie sichtbar und messbar gemacht werden und findet inzwischen insbesondere in der Naturheilkunde, Medizin und Psychologie seine Anwendung. Das Schwingungsfeld wird auch Aura genannt.

Die unterschiedlichen Schwingungen, mit denen der Mensch in Berührung kommt, so auch die Farben, beeinflussen und wirken gegenseitig aufeinander. Das heißt, ein und dieselbe Farbe wirkt je nach energetischem Schwingungszustand des Menschen anders auf ihn.

Da unser menschlicher Organismus aus Körper, Geist und Seele besteht, setzt sich auch das Schwingungsfeld aus diesen drei Einheiten zusammen. Das bedeutet, dass neben dem Körper, körperlicher Bewegung und Körpervorgängen auch z.B. Gedanken, Gefühle und Empfindungen Schwingungen erzeugen und auf „das Ganze" Einfluss nehmen. Ist ein Mensch beispielsweise erregt, strahlt er eine höhere Energie aus, als wenn er sich in einem entspannten Zustand befindet, entsprechend verändert sich dabei die Aura.

Die Erkenntnis, dass Farben eine eigene Schwingung - und damit Energie - ausstrahlen, erklärt die Wirkung von Farben auf unser körperliches, seelisches und geistiges Sein. Dabei ist es nicht erforderlich, dass wir die Farbe mit unseren Augen bewusst wahrnehmen. Auch psychische und körperliche Beeinträchtigungen, Belastungen und Schwächen schlagen sich in der Aura eines Menschen nieder und dies schon bevor sie sich auf der körperlichen Ebene als Krankheit oder ein anderes Leiden manifestieren.

Farben in unserem alltäglichen Leben

Farben haben in unserem Leben eine weit größere Bedeutung, als wir ihnen zugestehen. Stellen sie sich ein Leben ohne Farben vor, es wäre trist, öde und leer. Ein azurblauer Himmel wirkt auf uns weit aufheiternder, als ein grauer, nebliger Herbsttag ohne Licht und Farbe. Im Herbst sind daher auch Depressionen weit häufiger verbreitet als im Sommer. Die bunten Blumenwiesen und Gärten wirken ebenso wohltuend auf Gemüt und Seele, wie die gelb-goldenen Getreide- und Rapsfelder. Haben sie schon einmal im Frühling das erste Grün der Wiesen und Bäumen auf sich wirken lassen? Dann haben sie vielleicht auch schon die Erfahrung gemacht, dass sie dieser Anblick belebt hat und so, wie es der Frühling an sich hat, in Aufbruchstimmung versetzte.

Auch die Sonne hat durch ihre immense Lichteinstrahlung auf Pflanzen, Tiere und Menschen eine enorme Wirkung auf unser seelisches und körperliches Wohlbefinden. Licht dient uns u.a. auch als Nahrung.

Ohne es bewusst wahrzunehmen, hat schon der immer wiederkehrende Zyklus der Jahreszeiten, Frühling, Sommer, Herbst und Winter, einen enormen Einfluss auf uns. In jeder Jahreszeit verändern sich die Farben der Natur und hinterlassen ihre Eindrücke auch in uns Menschen. Sie haben Einfluss auf unseren gesamten Organismus und die Seele. Veränderungen der Natur bedingen also analog immer Veränderungen in allen lebenden Organismen. Das Farbbild des Herbstes mit seinen braunen, gelben und roten Blättern und den unterschiedlichen Grüntönen wirkt anders auf uns, als der Frühling mit den mehr saftigen gelbgrünen Bildern. Jeder Mensch hat Vorlieben, fühlt sich zu bestimmten Jahreszeiten und Farben mehr oder weniger hingezogen. Der eine liebt die intensiven Blautöne, der andere neigt mehr zu Rottönen usw.

Farben haben so auch Einfluss auf unsere psychische Befindlichkeit und unsere Gefühlswelt. Bei manchen Menschen können bestimmte Farben spontan Furcht, Freude, Erregung oder Entspannung auslösen.

Die unterschiedliche Farbenpracht der Jahreszeiten, die auf unseren Körper und Seele einwirkt, können wir nicht verändern. Wir müssen die naturgegebenen Gesetze so hinnehmen wie sie sind.

Dennoch können wir Farben in vielen anderen Bereichen z.B. in Wohnung, Kleidung, Kosmetik oder Essen bewusst für unser körperliches und seelisches Wohl einsetzen. Die Erkenntnis des Zusammenwirkens von Farben und Psyche wird u.a. auch in der Farbtherapie angewendet. Farben werden auch in der Medizin und anderen Bereichen zur Heilung genutzt.

Im Anschluss einige der vielen Funktionen und Bedeutungen der drei Grundfarben Gelb, Rot, und Blau in unserem Leben:

Gelb

Gelb wird als Farbe der Kommunikation, des Austausches und der Offenheit gesehen. Es ist daher nicht verwunderlich, dass die Farbe Gelb in unserem Alltag die Post verkörpert. Gelb wird außerdem dem Geistigen zugeordnet, schon aus dem Grunde, weil sie keine starren Grenzen aufweist und sich leicht in anderen Farben verliert oder sich mischen lässt. Jeder Maler weiß auch, das Gelb jede andere Farbe aufhellt und ihnen mehr Strahlkraft verleiht. In der Psychologie wird die Farbe gerne bei depressiven, verschlossenen Menschen verwendet. Die Farbe gelb kann als insgesamt belebende, aktive, kreative Farbe angesehen werden.

Rot

Der Farbe Rot dagegen wird eine wärmende, durchblutungsfördernde Wirkung zugeschrieben und deshalb wird beispielsweise Rotlicht bei Muskelverspannungen etc. empfohlen. Rot soll das Selbstvertrauen stärken und wird daher gerade bei melancholischen Menschentypen oder Ängsten eine heilende Wirkung haben. Rot wird außerdem in Verbindung gebracht mit Feuer, Liebe, Leidenschaft, Aggression und Krieg. Schon im Mittelalter haben sich die Menschen vor Kriegen oder einer Jagd mit roter Farbe bemalt. Diese Körperbemalung sollte körperliche Kraft verleihen und vor Verwundung und Tod schützen.

Blau

Blau kühlt. Der Farbe Blau wird eine zusammenziehende Wirkung zugeschrieben. Blau versinnbildlicht u.a. die Finsternis. So hat Goethe schon gesagt: „So wie Gelb immer ein Licht mit sich führt, so kann man sagen, dass Blau immer etwas Dunkles mit sich führt." Dieser adstringierende[13] Effekt, dass sich nach außen Verschließende, entspricht der Angst und Depression, eben dem Dunklen. Daraus könnte man jetzt ableiten, dass Blau eher eine negative Wirkung hat. Dem ist nicht so. Blau kann auch befreiend, weitend und entspannend wirken. Ein gutes Beispiel dafür ist das Meer. Haben sie schon einmal das Blau des Meeres auf sich wirken lassen? Dann wissen sie, wovon ich spreche. Gerade die blaue Farbe in Verbindung mit Wasser kann enorm entspannend und befreiend wirken.

Nachfolgende Tabelle zeigt eine kleine Übersicht über die wichtigsten seelischen Ausdruckswerte der Grundfarben.

Gleichzeitig können sie dies als eine kleine „Prüfung" für sich sehen, wie sehr sie sich schon selbst in ihrem wahren Sein vertrauen.

[13] zusammenziehende

Farbe	Ausdruck	Bedeutung
Gelb	befreit	Freiheits-, Unabhängigkeitsgefühl, intellektuelle geistige Fähigkeiten, Heiterkeit, Kommunikationsstärke, Extraversion
	Unbefreit	fehlende Erdung, einseitige Intellektualität, Verhaftung im Wunschdenken, Zwänge, Psychosen, fehlende Weite
Rot	befreit	Selbstvertrauen, guter Körperkontakt, gutes Körpergefühl, Lebendigkeit
	Unbefreit	Kindlichkeit, Selbstübersteigerung, Anerkennungssucht, sexuelle Getriebenheit, Aggression
Blau	befreit	Zufriedenheit, Ruhe, Introversion, Demut, Fähigkeit zur Ein- und Unterordnung
	Unbefreit	Abhängigkeit, Willensschwäche, unkontrollierte Gefühlsausbrüche
Schwarz	befreit	guter Kontakt mit dem Unbewussten und der eigenen weiblichen Seite, Selbstsicherheit, Integration der eigenen dunklen Seite
	unbefreit	Machtstreben, Erstarrung
Weiß	befreit	Offenheit, Reinheit
	Unbefreit	Naivität, Falschheit, verdrängte Aggressivität

Lassen sie das Gelesene auf sich wirken. Welche Gedanken gehen ihnen jetzt durch den Kopf? Was sagt der Verstand und was sagt ihr Gefühl?

Wie geht es ihnen selbst beispielsweise mit den Farben rot, gelb, blau?

Fühlen sie sich in dem bestätigt, was in der Tabelle aufgeführt wird oder empfinden sie anders? Haben sie ganz andere Erfahrungen gemacht?

Wenn ja, wem trauen sie jetzt mehr? Ihrem Verstand, der das Gelesene aufgenommen hat und in eine Werteskala von richtig und falsch, gut und schlecht usw. einteilt oder ihrer inneren Stimme, die einen ganz anderen Maßstab hat. Trauen sie ihrer inneren Stimme oder der anderen Stimme, dem äußeren Wissen, dem Ego, der nur einen kleinen Teil des Ganzen erfasst.

Es geht jetzt nicht darum, wissenschaftlich fundiertes Wissen oder Aussagen zu verurteilen oder schlecht zu reden. In jeder Aussage, jeder Erkenntnis, allem, was von außen auf sie einwirkt, ist Wahrheit enthalten. So könnte man auch sagen, alles ist richtig und falsch, in allem steckt Wahrheit und Unwahrheit. In allem ist das Ganze enthalten. So wirken z.B. die Farben gelb, rot, blau, schwarz und weiß alle in ihrer eigenen Schwingung unterschiedlich auf und in ihnen. Mit dem Verstand können wir lediglich Teile davon erfassen nie aber das Ganze. Nur über unsere innere Stimme gelingt es uns die ganze Wahrheit über uns und über das, was uns gut tut oder nicht, erfahren und uns entsprechend nähren.

Beginnen sie jetzt nicht, sich selbst zu verurteilen, wenn ihr Ego noch stark genug ist, sie in die Irre zu führen und sie die zuvor aufgeführten Farbtabelle mit ihrem Verstand werten und beurteilen. Sie sich vielleicht selbst schlecht machen und ihrem Ego die Oberhand geben. Hören sie auf sich selbst ohne die Informationen über die Farben zu verurteilen, ab- oder aufzuwerten etc. Vertrauen sie einfach dem, was ihnen ihre innere Stimme zuflüstert. Über die innere Stimme haben sie Kontakt zu ihrer Schöpfung und nur unser Schöpfer kennt die ganze Wahrheit über sie und alles, was sie umgibt.

Farben als Spiegel der Seele

Farben haben ganz unterschiedliche Wirkung auf Menschen. Das liegt nicht nur an den Farben an sich, sondern am Menschen selbst, bzw. wird erst im seelischen Kontext verständlich.

Sie haben sich vielleicht selbst schon einmal gefragt, warum sie gegen eine bestimmte Farbe eine Abneigung verspüren und andere Farben wiederum bevorzugen. Die Antwort ist einfach: Das, was sie im Außen wahrnehmen, ist auch der Ausdruck ihrer Seele. Sie können also anhand von Farben, mit denen sie sich umgeben, die sie bevorzugen oder ablehnen, auch etwas über sich selbst, ihr wahres Sein erfahren. Im Bewusstsein, das sowohl Farben, so wie alles andere, was sie im Außen umgibt, lediglich ein Spiegel ihrer Seele darstellen, können sie auch Farben so einsetzen, dass Körper und Seele gut genährt werden. Übrigens hat schon Goethe den Grundsatz vertreten der lautet: „Wie innen, so außen".

Es bedarf allerdings viel Übung, um die Farben als Seelennahrung nützen zu können und sich nicht von der äußeren Wahrnehmung und verstandesgeleiteten Bedeutungen von Farben zu sehr beeinflussen zu lassen.

Erschwert wird dies deshalb, weil unsere äußere Wahrnehmung von Farben, die wir bevorzugen oder ablehnen, nicht unbedingt mit den seelischen Bedürfnissen und dessen, was die Seele braucht, übereinstimmen. So kann beispielsweise jemand eine Abneigung haben gegen die Farbe rot, zur seelischen Entwicklung kann jedoch eben diese Farbe sehr nahrhaft sein. Oft liegt da, wo wir die größte Abneigung verspüren, die größte Heilungschance mit Farben.

Beispielsweise tragen Menschen, die Angst haben, gerne schwarze Kleidung. Schwarz in Verbindung mit Angst hat eine aufsaugende Wirkung, d.h. der Mensch selbst verschwindet fast gänzlich in dieser Farbe. Der schwarz gekleidete Mensch wird somit Spiegel seiner

Angst. Auf der seelischen Ebene kann dies bedeuten, dass dieser Mensch seine lichte, wahre Natur, sein seelisches Sein, verschwindend gering wahrnimmt und mehr die dunkle Seite, das Ego, nährt. Orange- und Rottöne dagegen sind warme Farben, d.h. in der Abneigung dieser Farben spiegelt ihm dies seine mangelnde Wärme und Liebe seiner selbst.

Um die für die Seele nährenden Farben zu finden, ist es wichtig, dass sie ihre inneren Sinne benutzen und ihrer inneren Stimme folgen. Nährend sind die Farben, die ihre Freude, Liebe und das gesamte Wohlbefinden steigern und damit zur spirituellen Entwicklung und ganzheitlichen Heilung beitragen.

Dabei können sie folgende Übung zum seelischen Erleben von Farben ausprobieren:

Am besten ist es die Augen zu schließen und sich meditativ auf die einzelnen Farben einzustimmen. Beginnen sie sich z.B. die Farbe rot vorzustellen. Was bedeutet rot für sie? Wie fühlen sie sich mit der Farbe rot? Nehmen sie ihre inneren Sinne, Sehen, Hören, Riechen, Schmecken, Fühlen durch und arbeiten sie mit dem weiter, was ihnen am meisten Informationen gibt. Welche Bilder kommen bei ihnen auf, wenn sie sich fragen: Wie fühlt sich die Farbe an? Wie schmeckt die Farbe? Oder was können sie sich im Zusammenhang mit dieser Farbe vorstellen. Gibt ihnen die Farbe Energie oder eher das Gegenteil? Verbinden sie mit der Farbe eher angenehme oder unangenehme Gefühle? Stellen sie sich die Farbe an ihrem Körper vor. Würden sie sie gerne tragen? Welche Wünsche und Sehnsüchte legen sie in diese Farbe usw. Es sind hier noch weitere Fragen möglich.

Gehen sie so weitere Farben durch, um eine Beziehung zu den unterschiedlichen Farben zu bekommen und dem, was die jeweilige Farbe in ihnen seelisch bewirkt.

Wenn sie herausgefunden haben, welche Farbe oder Farben ihnen besonders gut tun und eine ganzheitliche angenehme Wirkung auf sie haben, können sie beginnen, diesen Farben in ihrem Leben mehr Raum zu geben. Beispielsweise haben sie entdeckt, dass ihnen die Farbe orange angenehm ist, so können sie sich entsprechend dieser Farbe Bettwäsche, Unterwäsche oder andere Kleidungsstücke kaufen. Sie können weiterhin in ihrer Wohnung die Farbe orange mehr einführen in Bildern, Kerzen, Kissen etc.

Sie können noch weiter gehen um ihr seelisches Wohlbefinden zu steigern, in dem sie z.B. über ihre innere Stimme herausfinden, welche Art von Stoffen sie bevorzugen. Ist es beispielsweise eher glänzendes Satin oder eher ein weicher, wolliger Stoff, der ihnen behagt, usw. In diesem Sinne nähren sie Körper und Seele, es steigert ihr Wohlbefinden, ihre Freude und Zufriedenheit tagtäglich. Ihr Handeln wird von ihrer inneren Stimme gelenkt - von innen nach außen und nicht umgekehrt, wie üblicherweise die meisten denken.

Farben in Lebensmitteln

Farben können auch bei der Auswahl von Lebensmitteln für die seelische Ernährung genutzt werden. Vielen ist die Bedeutung von Farben beim Kochen und Essen nicht so bewusst und doch beeinflusst es uns unbewusst immer. Ein hervorragender Koch hat z.B. gelernt Speisen farblich fürs Auge abzustimmen oder beim Servieren mit Farbe z.B. von Kräutern, Früchten etc. zu arbeiten. Nicht umsonst wird gesagt: „Das Auge isst mit."

Haben sie sich schon einmal Gedanken gemacht, welche Farbe sie bei Lebensmitteln bzw. Obst, Gemüse, etc. bevorzugen? Oder ist ihnen vielleicht aufgefallen, dass sie in bestimmten Stimmungen das eine oder andere Lebensmittel bzw. Farbe wählen? Unsere seelische Verfassung spiegelt sich mit unter auch in solchen kleinen Details und kann Aufschluss über den seelischen Mangel geben, dem zuviel oder zuwenig dessen, was die Seele braucht.

Über Essen und Trinken nehmen wir ebenso Farben und deren unterschiedliche Schwingungen auf. Der menschliche Organismus reagiert wiederum je nach eigenem Schwingungsfeld oder Aura unterschiedlich darauf. Daher gibt es auch hier kein allgemeingültiges Rezept oder Empfehlungen, welche Farben besser oder schlechter für die körperliche und seelische Ernährung und das gesundheitliche Wohlbefinden sind.

Grundsätzlich sind alle vier Grundfarben - rot, gelb, grün und blau - für eine allgemeine Ausgewogenheit von Körper, Geist und Seele notwendig. In welchem Verhältnis sie die Farben im Essen, Trinken, in Kleidung, Wohnung oder anderem auswählen sollten, können sie nur über sich selbst, ihre innere Stimme herausfinden. Verwenden sie die Farben im Einklang mit ihrer inneren Stimme, nähren sie sich seelisch und körperlich. Sie fördern damit die Wiederherstellung ihres harmonischen Gleichgewichtes von Körper, Seele und Geist.

Geistige Ernährung

Zum Thema Ernährung gehört natürlich auch die geistige Ernährung. Da die geistige Ernährung im Buch selbst keine gesonderte Erwähnung findet, möchte ich dies zumindest an dieser Stelle kurz tun, schon allein um dem Anspruch an Ganzheitlichkeit gerecht zu werden.

Unser Geist verlangt ebenso nach Nahrung, wie der Körper und die Seele. Er möchte sich ausbreiten und alles durchdringen, möchte gefordert und gefördert werden, um sich entfalten zu können. Nichts ist für den Geist schlimmer als Alltag und Routine, was jeglicher Neugierde und Abwechslung entgegen steht. Fehlendes Interesse am Neuen lässt den Geist stumpf werden. Die Gewohnheit, das Gewöhnliche, das Altbekannte nimmt zu viel Platz ein, oft ein schleichender Prozess, den wir selbst nicht bemerken.

Es ist so einfach, sich hinter sicheren, bekannten „Mauern" zu verschließen und dort zu verweilen und jeden neuen Keim von Veränderung sofort zu ersticken oder Bedürfnisse dieser Art erst gar nicht aufkommen zu lassen.

Unser Geist meldet uns nicht, wenn er an Mangel leidet, wie etwa unser Körper. Wir spüren einen geistigen oder seelischen Mangel nicht so direkt. Seelisch-geistiger Nahrungsmangel wirkt sich eher indirekt aus. Manchmal merken wir es erst, wenn es fast zu spät ist, wollen z.B. im Alter noch alles erforschen, erfahren und unseren Wissenshunger stillen. Wer sich nicht geistig nährt und weiter entwickelt, wird dies früher oder später vielleicht bereuen. Auch ein Geist kann träge, unflexibel oder gar krank werden, wenn er jahrelang auf ein Minimum seiner Fähigkeiten und seines Ausdehnungsgrades reduziert wird. Es heißt ja auch, ‚wir sind so jung, wie wir uns fühlen' und daran ist u.a. auch unser Geist beteiligt.

Mit was wir unseren Geist nähren, ist wieder eine andere Sache. Unser irdisches Dasein bietet so viele Möglichkeiten, so viel „Nahrung" für unseren Geist, dass es für viele Menschen mehr zu einem Problem geworden ist, herauszufinden, was sie wirklich nährt. Sie wissen nicht, mit was sie ihren Geist füttern sollen, bei diesem Mengenangebot an Literatur, Informationen, Kulturellem etc. Dabei geht es nicht nur darum, den Geist einfach nur zu füttern, sondern wirklich nahrhaft ist das, was im Einklang steht mit Körper und Seele - und somit in ganzheitlicher Hinsicht zu Wachstum und Weiterentwicklung beiträgt. Eine ganzheitliche Ernährung meint in diesem Sinne, was unser „Sein" als Mensch voranbringt.

Sich beispielsweise nur geistig zu beschäftigen und Körper und Seele auf Schmalspur zu halten, ist für die ganzheitliche Entwicklung ebenso wenig förderlich, wie sich ausschließlich auf den Körper zu fixieren. Körper, Geist und Seele bedürfen der Ernährung, bedürfen unserer Aufmerksamkeit und Hingabe. Jeder Teil hat für sich den Anspruch genährt zu werden, um leben und sich entwickeln zu können. Es ist ein Wechselspiel von Körper, Geist und Seele, dass eine Mal benötigen wir beispielsweise mehr die körperliche Nahrung, das andere Mal ist das Nahrungsbedürfnis ein anderes. Niemand außer uns selbst weiß, was uns wahrhaft ganzheitlich nährt. Die ganzheitliche Ernährung in diesem Sinne verlangt die Konzentration auf das Wesentliche. Das Wesentliche sind Sie selbst, ihr seelisches Sein.

Nachwort

Über die Selbsterkenntnis von Khalil Gibran

Und ein Mann sagte zum Propheten:
Sprich zu uns über die Selbsterkenntnis.
Er antwortete und sprach:
Euer Herz kennt im Stillen die Geheimnisse der Tage und Nächte.
Doch eure Ohren dürsten
nach dem Klang des Wissens in eurem Herzen.
Ihr wollt in Worten erfahren,
was ihr in Gedanken schon immer wusstet.
Mit den Händen wollt ihr nach dem nackten Körper
eurer Träume greifen.
Und ihr tut gut daran.
Eurer Seele verborgenen Quelle muss emporsteigen
und als Bach zum Meere fließen.
Und der Schatz eurer unendlichen Tiefen
will sich euren Augen offenbaren.
Doch wiegt euren unbekannten Schatz
nicht mit Waagschalen
und sucht nicht mit Messstab und Lot
nach eures Wissens Tiefen.
Denn das Ich ist ein Meer, ohne Grenzen und unermesslich.
Sagt nicht: „Ich habe die Wahrheit gefunden",
sondern lieber:
„Ich habe eine Wahrheit gefunden."
Sagt nicht: „Ich habe den Weg der Seele entdeckt",

sondern lieber:
„Ich habe die Seele auf meinem Weg wandelnd getroffen."

Denn die Seele wandelt auf allen Wegen.

Sie wandelt aber nicht auf gerader Bahn,
und sie wächst auch nicht wie ein Schilfrohr.

Die Seele entfaltet sich selbst wie ein Lotus
mit zahllosen Blättern.

Autorenportrait

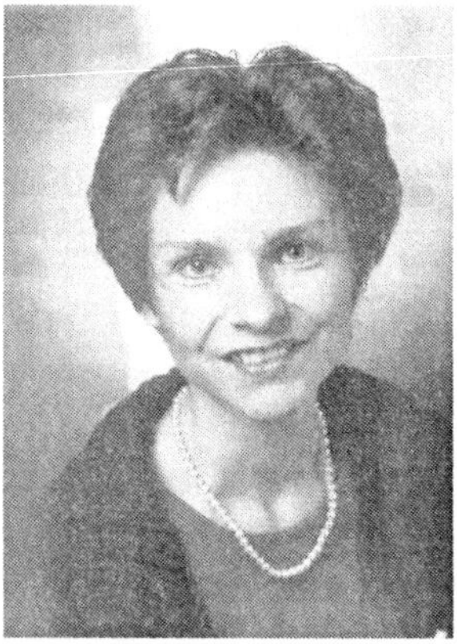

Mein besonderes Interesse am Thema Seelenernährung, Ernährung von Körper und Seele ist nicht ganz zufällig, es sind eigene langjährige Erfahrungen und Erkenntnisse, die mich geleitet haben. Eigene einschneidende Erfahrungen im Zusammenhang mit Ernährung haben mich erst auf den Weg zu mir selbst gebracht, daraus ziehe ich zu einem Großteil jetzt meine Erkenntnisse.

Mit 12 Jahren habe ich die Symptomatik einer Anorexie entwickelt und viele Jahre leidvolle Erfahrungen gemacht. Medizinische und therapeutische Behandlungen blieben weitgehend erfolglos. Die Krankheit setzte sich in einer chronischen Form über das Verdauungssystem fort. Langsam erkannte ich, dass ich im Außen keine bzw. nicht die richtige Hilfe und Unterstützung finde und wendete mich mehr und mehr mir selbst zu, meiner inneren Stimme. Der Weg zum mir selbst, zu meinem Ich, war beschritten. Ich lernte sukzessive mir selbst, meiner inneren Stimme und Intuition mehr zu vertrauen und auf sie zu hören - und hatte damit erste Erfolg. Mehr und mehr spürte ich die Heilung von innen heraus.

Ich verstand meine inneren Botschaften und mich selbst immer mehr und erkannte, wonach es mich hungerte. Es war nicht einzig ein Mangel des Körpers, sondern viel mehr auch der Seele. Die Seele hatte ihren Mangel nur über den Körper auszudrücken versucht.

Ich begann, mich in meiner Seele zu nähren: sie zu achten, zu hören, zu sehen und zu lieben. Von da an liebte ich es auch immer mehr, mich körperlich zu nähren.

Seelennahrung, die Ernährung von Körper und Seele, hat mich „Ja-sagen" lassen zum Leben, hat meinem Leben wieder Sinn gegeben, hat mir meinen Wert, meine Liebe offenbart und mich glücklicher und zufriedener werden lassen mit mir, meinem Körper und dem, was ich jetzt bin.

Auf dem Weg zu mir selbst entdeckte ich meinen inneren Reichtum und das, was mich zu etwas Besonderem machte. Meine Lebensfreude, Liebe, Kreativität und Spiritualität will ich jetzt weitergeben und Sie darin unterstützen selbiges zu finden.

All mein Tun wird geleitet von meiner inneren Stimme, von meiner Bestimmung.

Aus dem weiteren Verlagsprogramm

Arbeitsbuch zu den GTP® Getreide Essenzen

Roswitha Posch

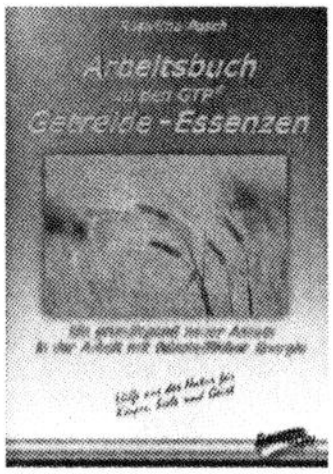

GTP® Getreide Essenzen - sind Helfer auf dem Lebensweg und vermitteln einen grundlegend neuen Ansatz in der Arbeit mit feinstofflicher Energie. Denn noch nie zuvor wurde so klar zwischen der gefühlsmäßigen/seelischen und der geistig/mentalen Ebene differenziert, obwohl das die Hauptkriterien für unsere gesamten Lebensumstände sind. Da GTP ein in sich abgeschlossenes System ist, können wir gezielt auf den verschiedenen Wahrnehmungs- und Ausdrucksebenen Impulse geben und somit einen ganzheitlichen Weg in der Persönlichkeitsentwicklung beschreiten. Dieses Buch kann dazu dienen, für viele Probleme eine authentische Lösung zu finden. Durch die sachliche Gliederung ist der Zugang für den interessierten Laien genauso einfach wie für den versierten Therapeuten.

ISBN 3-929046-59-8, 196 Seiten, Pb, 15,80 €

Herr, Dein Wille geschehe - meiner aber auch...

Ein autobiographischer Erfahrungsbericht über ein spirituelles Erwachen

Dagmar Haid

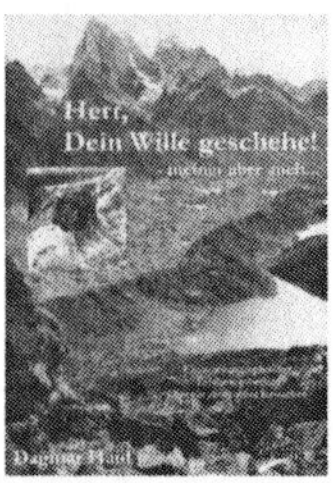

Dagmar Haid schildert in diesem Buch unter anderem ihre spirituelle Erlebnisreise in den Himalaja. In ihren Begegnungen mit anderen Menschen einer scheinbar fremden Kultur begegnet die Autorin nicht nur sich selbst - sie findet wieder zurück zu ihrem uralten Freund, den sie liebevoll "Kumpel Gott" nennt. Angeregt durch dieses Schlüsselerlebnis spürte sie fortan eine große Sehnsucht nach Wahrheit und Klarheit in ihrem Herzen. Durch weitere sonderbare Begegnungen in ihrem Leben gelang es ihr, einen Blick hinter den Horizont zu werfen. Überrascht stellte sie fest, dass es doch eine Gerechtigkeit auf dieser Welt gibt - nämlich dann, wenn wir Menschen erkennen, dass jeder selbst für sein Schicksal verantwortlich ist. Durch Selbst- und Gotterkenntnis können wir Glück und Frieden tief in uns selbst finden. **ISBN 3-929046-46-6, 204 Seiten, Pb, 15,80 €**

Märchen helfen heilen – Das Märchenarbeitsbuch

Gudrun Anders

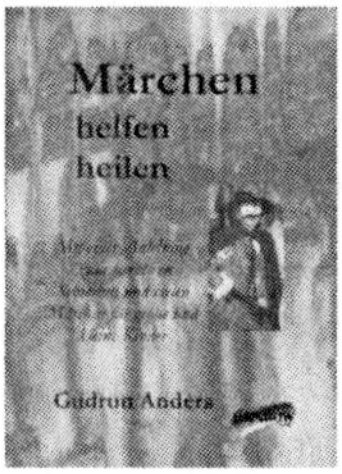

Lassen Sie durch das Schreiben eines Märchens Ihr inneres Kind wieder zum Vorschein kommen. Drücken Sie es ganz fest an sich und Sie werden sehen, dass es Ihnen innerhalb kurzer Zeit wesentlich besser geht, als jemals zuvor in Ihrem Leben! Selbstgeschriebene Märchen helfen uns, zu unserem innersten Wesenskern zurückzufinden. Dieses Buch bringt uns die Märchensymbolik näher, enthält viele Märchen für große und kleine Kinder und eine ausführliche Anleitung zum Märchenschreiben und zur Märchenanalyse.

ISBN 3-929046-18-0, 208 Seiten, Pb, 12,90 €

Nur wer schlecht träumt, will erwachen...

Eine kleine Geschichte über das Erwachen

Hermann R. Lehner

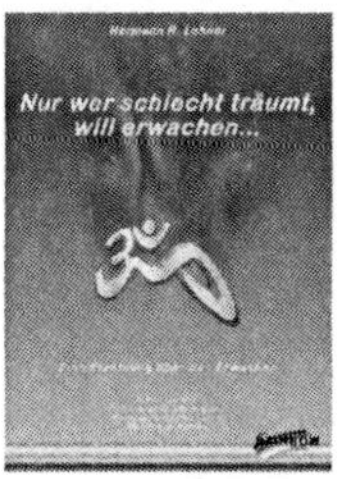

Sie träumen, doch Sie wissen es nicht! Wenn Sie erwachen, erfahren Sie, wer Sie wirklich sind! Und Sie sind garantiert nicht das, für was Sie sich gerade halten. Ganz sicher nicht! Es gibt zwei identische Wege hinein in das Mysterium des Unbekannten. Und dennoch, am Ende treffen wir uns alle dort, wo das allumfassende Nichts beginnt, und das alte Weltbild endet. Hermann R. Lehner suchte über 20 Jahre nach diesem geheimnisvollen ES, wurde von so genannten „Wissenden" immer wieder auf die falsche Fährte geführt, bis er sich letztendlich entschied, keiner These mehr zu vertrauen. „Erwachen geschieht plötzlich, dann nämlich, wenn die Suche aufhört! Aber wer kann schon aufhören zu suchen, wenn er noch nicht gefunden hat, was er sucht! Man dreht sich im Kreis, bis..." Aber lesen Sie selbst.

ISBN 3-929046-61-x, 200 Seiten, Pb, 15,80 €

Vom Opfer zum Schöpfer oder dem Versuch Gott zu spielen

Ein Erfahrungsbericht

Claudia Bodinet

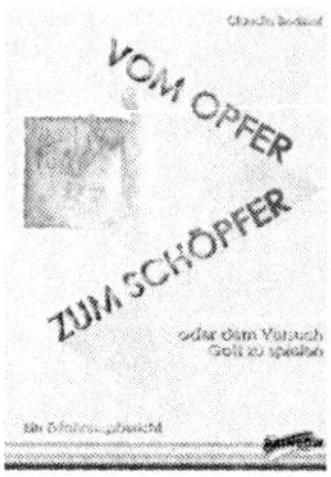

Wenn ich groß bin, schreibe ich mal ein Buch - das war schon immer klar. Aber wann ist man groß? Warum warten wir immer damit, unsere Träume zu verwirklichen, bis es zu spät ist? Wir werden dazu erzogen uns der Realität zu stellen, einer Realität, die keinen Platz für Träume lässt. Träume ernst zu nehmen ist nur für die gefährlich, die lieber tot sind, als lebendig. Für die, die aus Bequemlichkeit und Angst heraus alle Arten von Veränderung scheuen. Aber was ist unsere Realität? Und wer bestimmt, was real ist? **ISBN 3-929046-67-9, 144 Seiten, Pb, 11,80 €**

Unser Weg ins Licht

Antje Salazar Fernadez

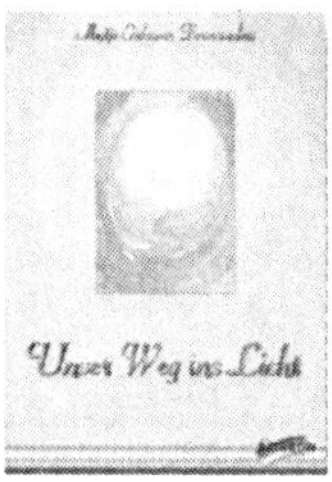

Was ist der Sinn des Lebens? Was geschieht nach dem Tod? Wie können wir mit der geistigen Welt Kontakt aufnehmen? All dies sind Fragen, die uns immer wieder beschäftigen. In diesem Buch findest du einige Antworten, die dir helfen können deine eigene Wahrheit zu finden und zu leben, denn bedenke: Alles was ist, ist richtig, sonst wäre es nicht.

ISBN 3-929046-80-6, 232 Seiten, Pb, 15,90 €

Auf unserer Homepage finden Sie weitere Bücher unseres Verlagsprogramms sowie viele Informationen. Sie können auch gern kostenlos unseren Verlagsprospekt bei uns anfordern. Bestellungen für die hier vorgestellten Bücher können direkt über den Verlag vorgenommen werden, aber auch über jede gute Buchhandlung oder via Internet: *www.libri.de* oder *www.bod.de*.

spirit RAINBOW Verlag

spirit Rainbow Verlag
Inh. Gudrun Anders
Forsterstraße 75, 52080 Aachen
Telefon: 0241 - 70 14 721
Fax: 0241 - 446 566 8
E-Mail: rainbowverlag@aol.com
www.spirit-rainbow-verlag.de